genderforschung
frauenforschung
frauengesundheit

Das Getragenwerden und Gehaltensein
als tröstender Beziehungsraum
Eine psychoonkologische Begleitung für Krebspatienten,
Angehörige und Betreuer
ISBN 978-3-938580-06-6
2. überarbeitete Auflage 2008
von: Die Brüchigkeit des menschlichen Lebens
978-3-9805677-8-7
Copyright DIAMETRIC Verlag 2003
Alle Rechte vorbehalten

DIAMETRIC Verlag
Jutta A. Wilke e.K., Würzburg

Lektorat: mediumText Beate Fischer, Potsdam
Umschlaggestaltung: Eckhard Hundt, München
Herstellung: AZ Druck und Datentechnik, Kempten

Besuchen Sie uns im Internet:
Leseproben und ebooks www.diametric-verlag.de

Dietlinde Baldauf/Birgit Waldenberger

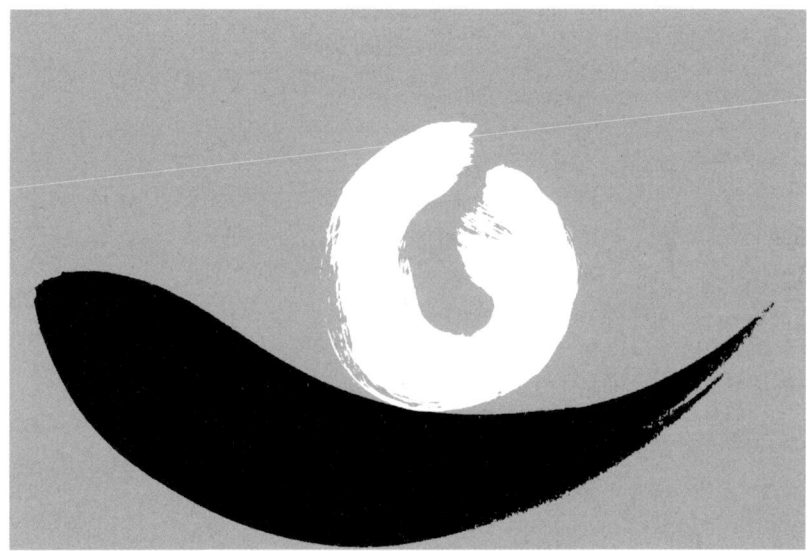

Das Getragenwerden und Gehaltensein als tröstender Beziehungsraum

Eine psychoonkologische Begleitung für
Krebspatienten, Angehörige und Betreuer

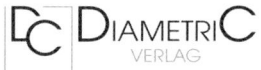

INHALT

EINLEITUNG

Willkommen liebe Leserin, lieber Leser,

Krebserkrankungen bringen uns die Brüchigkeit des menschlichen Lebens unentrinnbar nahe, konfrontieren mit Leid und Endlichkeit und erzwingen nicht nur körperlichen, sondern umfassenden Wandel. In diesem Ringen stellen sich Fragen nach Woher und Wohin, nach Leben und Sterben, nach beteiligten individuellen und kollektiven Kräften, nach dem, was Halt gibt und tröstet.

Seien Sie als angehörige Person vom Leiden an Krebs betroffen oder selbst erkrankt und in jenem Zustand, der Sie leidend macht, oder als HelferIn konfrontiert mit dem Leiden von Krebspatienten und deren Angehörigen – je nach Betroffenheit und Fragestellung gibt Ihnen das Buch Gelegenheit, sich in der von Ihnen gewählten Reihenfolge und Auswahl mit der Thematik zu beschäftigen.

»Existenzielle Leidenszustände« und Möglichkeiten des Verstehens und des Umgangs für Betroffene werden an Beispielen von konkreten Menschen in einer konkreten Situation deutlich, die gleichzeitig für viele stehen. Entdeckte Zusammenhänge beruhen jedoch auf Zufall, da wir alle Daten, die zur Identifizierung Betroffener führen können, einschließlich der Diagnosen, verändert haben.

Das Kapitel »Würdigung« beschreibt das Zusammenwirken von Betroffenen und Helfern sowie den Entstehungsprozess des Buches. Angefügt sind »Hintergrundkonzepte«, die Ihnen bei Interesse den fachlichen Hintergrund erläutern.

Die männliche Sprachform gilt für beide Geschlechter.

WÜRDIGUNG

Wir, die Autorinnen, sind einen langjährigen Weg miteinander gegangen, bevor es zu diesem Buch kam. Es begann als Supervision, wie sie unter psychotherapeutischen Fachkräften üblich ist und umfasste zusätzlich zur Einzelfallarbeit die Reflexion des Aufbaus und der Weiterentwicklung einer psychosozialen Krebsberatungsstelle.

Diese Arbeit führte uns immer mehr zu existenziellen Fragen und zur Begegnung mit einem komplexen Gefüge, in dem ÄrztInnen, Pflegepersonen und andere HelferInnen mit den krebsbetroffenen Menschen, nämlich den Erkrankten und den Angehörigen, zusammenwirken.

Die dadurch vermittelte Berührung mit existenzieller Bedrohung und den damit verbundenen vielfältigen Formen des Leidens einzelner ganz konkreter Menschen ließ uns unter Zuhilfenahme intuitiver Beteiligung Resonanz- und Beziehungsräume erspüren, die über die Möglichkeiten von uns als Einzelpersonen und über unsere Erfahrung in der professionellen Supervision hinausgingen.

Diese offensichtliche Synergie brachte uns im wechselseitigen Austausch in berührende Verbindung mit Dimensionen des Menschseins, die uns in großer Achtung und tiefem Respekt vor den beteiligten Einzelnen und den größeren Zusammenhängen zurücklassen. Aus dieser Kraft ist das vorliegende Buch entstanden.

Wir haben uns entschieden, die als Beispiele ausgewählten einzelnen Schilderungen »in gesprochener Sprache« zu belassen, da korrigierende Eingriffe verflachend und verwässernd wirken und der erscheinenden individuellen Vielfalt menschlichen Daseins und vor allem der Würde der einzelnen Betroffenen nicht gerecht werden.

Wir sind uns bewusst, dass die in den »Ausschnitten aus der Reflexion der Autorinnen« zur Sprache kommenden existenziellen Erfahrungen sehr persönlich und intim sind und dementsprechend beim beteiligten Leser starke Reaktionen, auch abwehrender und distanzierender Art, auslösen können. Nach unserem Eindruck stehen sie für menschliche Grundsituationen existenziellen Leidens, die aus unterschiedlichsten Lebensbedingungen erwachsen und nicht krebsspezifisch sind.

Krebskranke Menschen sind konfrontiert mit der existenziellen Bedrohung der eigenen Person und Lebenswelt sowie der Erfahrung grundlegender menschlicher Verletzbarkeit. Das Erleben eines solchen Einbruchs in alles Bisherige und das damit verbundene Ausgesetztsein in unbekannten Daseinsräumen bedeutet tiefes, umfassendes Leiden.

Angehörige von Krebsleidenden sind ebenfalls Betroffene und werden von der Erkrankung mit all ihren Auswirkungen existenziell erfasst. Auch sie sind auf ihre Weise bedroht (Verlust, Arbeitsüberlastung, Rollenveränderungen) und konfrontiert mit den tiefgreifenden Veränderungen, die das Krankheitsgeschehen mit sich bringen kann. Sie haben die doppelte Aufgabe, mit eigenem existenziellem Leid zurande zu kommen und gleichzeitig dem nahestehenden Menschen in seinem existenziellen Leid Beistand zu sein.

Ärzten kommt es zu, in Situationen, die oft durch großen Handlungs-, (Lebens-), Entscheidungs- und Verantwortungsdruck gekennzeichnet sind, dem existenziellen Leiden ihrer Mitmenschen zu begegnen. So sind sie in ihrer gesamten mitmenschlichen Resonanzfähigkeit gefordert, während sie unter der Höchstanspannung ihrer folgenschweren beruflichen Aktivitäten stehen.

Pflegepersonen kommt die besondere Aufgabe des leiblichen Tragens und Durchtragens durch den Alltag zu. Diese Aufgabe erhält eine umso gravierendere Bedeutung, je hinfälliger ein Mensch gegenwärtig ist. Über Pflegehandlungen, die an die Qualität des

leiblichen Getragenseins im Mutterleib erinnern, lässt die vertrau-
enerweckende Erfahrung des grundsätzlichen Verbundenseins der
Menschen wach werden.

Andere Begleitpersonen (PsychotherapeutInnen, PsychologIn-
nen, SozialarbeiterInnen, SeelsorgerInnen, MitarbeiterInnen am-
bulanter Dienste und unterstützender Einrichtungen) sorgen auf
unterschiedlichste Weise für das Aufrechterhalten und Gestalten
von Lebensrhythmen und Erlebensräumen im Umfeld der Krebsbetroffenen. Sie tragen dazu bei, dass Erkrankte und Angehörige nach
ihren Möglichkeiten antwort- und handlungsfähig bleiben.

EXISTENZIELLE LEIDENSZUSTÄNDE

Eine Krebserkrankung erfasst den Menschen als Ganzes, gleichermaßen in seiner körperlichen, seelischen und geistigen Existenz. Sie stellt die bisherige Identität infrage und wandelt den Menschen ungefragt, mitunter bis zum Sterben. Dem Patienten nahestehende Menschen sind in diesen Veränderungsprozess hineingenommen mit weitreichenden leiblichen und sozialen Konsequenzen. Krebs ist e i n Beispiel für solch umfassendes Leiden, hier existenzielles Leiden genannt.

Ein existenzieller Gefühlszustand allgemein bezeichnet eine bestimmte Gesamtbefindlichkeit des Menschen. Existenzielle Glückszustände, die ebenso wie die existenziellen Leidenszustände umfassend wirken und die Identität des Individuums wandeln, sind nicht Gegenstand dieses Buches. Hier geht es um existenzielle Leidenszustände. Sie bedürfen existenzieller Antworten im

ERKENNEN – TRAGEN – HALTEN – TRÖSTEN

Existenzielle Antworten setzen voraus, dass die durch Leiden angesprochenen Menschen mit ihrem eigenen Wesen etwas vom Wesen ihres leidenden Gegenübers erfassen. Dadurch entsteht ein Beziehungsraum, in dem sich existenzielle Leidenszustände mitteilen können.

Erkennen und Erkanntwerden im Wesen und Wesentlichen rührt an größere Zusammenhänge, auch im Leiden. Es lässt den großen Musiker erahnen. Das Erkanntwerden ist existenzielle Antwort im Leiden.

Getragensein ist die grundlegende Vertrauenserfahrung des Menschen, der seine ersten Monate im Mutterleib verbringt. Das Getragensein ist existenzielle Antwort im Leiden.

Gehaltensein ist die Erfahrung der Anwesenheit eines behütenden und berührenden Du. Das Gehaltensein ist existenzielle Antwort im Leiden.

Getröstetsein ist das Geschenk unerwarteter Labsal und Aufrichtung. Solches Getröstetsein ist existenzielle Antwort im Leiden.

In einem Beziehungsraum, der durch die Anwesenheit zweier existenziell angesprochener Menschen, die in den folgenden Ausschnitten aus der Reflexion der Autorinnen »D« und »B« genannt werden, entsteht, werden berufliche und soziale Rollen im wechselseitigen Dialog für Augenblicke fühlbarer Teil eines größeren mitmenschlichen Ganzen.

»...

Doch alles, was uns anrührt, dich und mich,
nimmt uns zusammen wie ein Bogenstrich
der aus zwei Saiten eine Stimme zieht.
Auf welches Instrument sind wir gespannt?
Und welcher Geiger hat uns in der Hand?
...«

aus LIEBES-LIED (Rilke, R. M.)

HÄUFIG BEOBACHTETE AUSLÖSEBEDINGUNGEN

Prinzipiell kann jede Wahrnehmung oder jedes innere oder äußere Ereignis in der subjektiven Verarbeitung eines Betroffenen zu einem Auslöser existenziellen Leidens werden.

- Verdacht auf Krebs
- Diagnose Krebs
- Behandlungsentscheidungen
- Einzelne Behandlungen in ihrer Eigenart
- Ende der medizinischen Primärmaßnahmen
- Kontrolluntersuchungen
- Nicht zuordenbare Schwächezeichen und körperliche Erscheinungen
- Bekannte mit der Erkrankung verbundene Symptome
- Verdacht auf Metastasen oder Rezidiv
- Diagnose von Metastasen oder Rezidiv
- Erkenntnis des begrenzten Lebens
- Erfahrung körperlichen Verfalls
- Verändertes Beziehungs- und Begegnungserleben
- Verlusterfahrungen aller Arten
- Sich im Angesicht des Todes befinden
- Schmerzen
- Isolation
- Zurückweisung
- Abhängigkeit und Hilflosigkeit
- Vorbewusste Wahrnehmung von Krankheits- und Endlichkeitszeichen (Ahnungen)

DIE ANGST

Existenzielle Angst lässt erstarren oder lähmt, beengt, beklemmt, verschließt. Sie lässt sowohl erzittern und schlottern wie verstummen, sprachlos und leise werden, als auch fassungslos bis zum Schrei des Entsetzens. Sie beeinträchtigt alle Empfindungen und Lebensäußerungen. Das normale Leben wird nach Möglichkeit weitergelebt, innerlich herrscht namenlose Bedrohung oder Furcht vor kommenden Ereignissen mit allen Zeichen der Krise. Angst schließt Unbeschwertheit, leichtes und selbstverständliches Leben aus. Manchmal ist der Boden für den Betroffenen nicht mehr klar spürbar.

Die Atmosphäre im Raum um den Geängstigten beengt und beklemmt oder flattert unruhig. Sie veranlasst Hinzukommende, die Atmung einzuschränken und Lebensäußerungen zu reduzieren.

Existenzielle Angst kann ansteckend wirken und auf den anderen übergreifen und in der Folge der Ansteckung beim Gegenüber entsprechende Abwehrreaktionen hervorrufen.

Einen häufigen Bewältigungsversuch von Betroffenen und Helfern stellen Aktionen dar, die der Spannungsabfuhr dienen, aber keine wesentliche Hilfe sind.

Hilfreich ist ein Mensch, der diese existenzielle Angst mit seinem Wesen aufnimmt. Dies kann ein Helfer leisten, der selber (bewusst) atmet und mitatmet, und dessen Atem mit dem Atem des von existenzieller Angst Erfassten zu musizieren versteht.

Gemeint ist ein Mensch, der seinen persönlichen Raum in der Atmosphäre der Bedrängnis oder der Beunruhigung bewusst auszufüllen vermag und damit dem anderen im Idealfall ermöglicht, den seinen wiederzugewinnen. Im Einzelnen zeigt sich das darin, dass der Atem des Betroffenen zu fließen beginnt und damit Erstarrung und Lähmung des Leibes nachlassen oder dieser zur Ruhe kommt. Körper und Raum weiten sich und Fühlen und Erleben setzen von Neuem ein. Auf diese Weise kann die existenzielle Angst als menschliche Grunderfahrung spürbar und mitgeteilt werden.

Der existenziell Geängstigte ist auf Anbindung in diesem Sinne angewiesen, um sich erneut als wahrnehmendes und handelndes Wesen wieder zu finden. Gesten, Worte und Berührungen, die dem Betroffenen die Erfahrung des Gehaltenwerdens ermöglichen, sind hilfreiche existenzielle Antworten.

Äußere Ereignisse können einen Menschen genauso in existenzielle Angst versetzen wie inneres Geschehen. Zu den in diesem Sinne gefährdenden Ereignissen zählen für Erkrankte und Angehörige im Krebsumfeld insbesondere Krankheitsverdacht, Diagnosemitteilung, verschiedene medizinische Maßnahmen, Erfahrungen mit Sterben und Tod.

Innere Auslöser sind Gedanken und Vorstellungen, die an eigene oder fremde Vorerfahrungen mit Krebs und Sterben geknüpft sind. Dabei wirkt die durch persönliche Biographie und kulturell-gesellschaftlich geprägte Bedeutungsgebung mit.

Dazu Ausschnitte aus der Reflexion der Autorinnen:

Frau J., 39, leidet an Brustkrebs mit Leber- und Knochenmetastasen.

D: Sie befürchtet, nie mehr die Stiegen ihres Hauses benützen und nie mehr an ihrem Lieblingsplatz im Garten sitzen zu können. Seit Wochen liegt sie im Krankenhaus und kann nach einem rapiden Fortschreiten der Erkrankung nun nicht mehr gehen. In den Begegnungen geht es viel um Enge, Druck im Herzraum und Angst. Sie schlottert richtig, auch leiblich. Die Angst vor der Ungewissheit ist Thema. In der letzten Begegnung erfasste mich dieses Schlottern ebenfalls.

B: Ihre Angst ist die Angst vor dem Fallengelassenwerden, ganz existenziell. Und das ist in dieser Brisanz aus ihrer Lebenserfahrung nicht erklärbar. Ganz konkret ist ihre Angst, dass man sie nicht mehr kennt, in eine andere Richtung schaut, sie vergisst, nicht mehr mit Namen anredet. Folglich hilft ihr, wenn sie sich darauf verlassen kann, dass man wiederkommt, dass man von selber wiederkommt, dass man sie mit ihrem Namen anspricht, dass man sie anschaut und hört, ohne sie zu bedrängen, dass es Zeichen gibt, dass man an sie denkt, Kleinigkeiten, die über die Routine hinausgehen, dass man sich erinnert an Dinge, die ihr wichtig sind.

Für den Leib ist ein Bett zwar gut, aber es reicht nicht, um sie aufzufangen. Ihr Rücken ist ganz offen, wie wenn sie ins Bodenlose fallen könnte. Eigentlich würde sie zwei ganz große Hände brauchen, die sie halten.

BRIEF:
Liebe Frau J.!
Die Angst und das Eingesperrtsein haben Sie mir so deutlich vermittelt, gerade eben beim Besuch. Das (empfundene) Herz in der Brust gleicht einem Vogel, der flattert und zittert in der Enge, dabei Kraft hat und diese auch verbraucht. Dieser Vogel ist kein bisschen müde. Er möchte seine Flügel ausbreiten bis zur vollen Länge der letzten Feder. Nur einmal in Ruhe ausdehnen und das eigene DASEIN spüren und innehalten in dieser Ausdehnung. Dann kann sein Atem ruhiger werden. Und vielleicht sollte dieser Herz- und Seelenvogel wenigstens im Traum und Halbschlaf ausfliegen dürfen, damit er nicht verlernt wie sich's anfühlt.

Bei Tag und Wachheit ist es ihm noch zu streng, doch im Traum kann er es. Lassen Sie ihn und seien sie ihm nicht böse, dass er es bei Tag noch nicht kann, dass er sich im geträumten Körper leicht und leichter tut. Von seinen Reisen im geträumten Land kommt der Herz- und Seelenvogel gestärkt zurück, aufgetankt mit innerer Weite. Ruhig klettert er in den Tageskäfig und stellt sich vielleicht schlafend, denn jetzt hat er wieder das erlebt, wonach er sich sehnt. Und er kann warten ...

Liebe Grüße ...

D: Angehörige haben immer wieder Angst, dass mit dem bevorstehenden Tod des nahen Menschen auch ihr eigener Zusammenbruch verbunden sein könnte – gleichzeitig scheinen auch Sterbende das bisweilen mitzufühlen oder zu fürchten.

B: Für Angehörige, die dem Sterbenden nahe sind, ist vor allem die Versicherung wichtig, dass sie nachher nicht allein sind. Diese Brücke »ich bin jetzt da und nachher auch« herzustellen, ist in dieser Situation eine entscheidende Hilfe für beide Betroffenen. Das ermöglicht den Angehörigen, das Ende nicht schon aus Angst vor dem unbewältigbaren Alleinsein vorwegzunehmen. Sie sind dann unter Umständen weniger den eigenen Phantasien über das Nachher ausgeliefert.

Es geht um die Versicherung, dass auch nach der Trennung durch den Tod ein Mensch da ist, an den man sich wenden kann, den man schon kennt. Etwas Vertrautes und mit dem Verstorbenen Geteiltes überdauert.

Frau G., 37, leidet an akuter Leukämie. Sie ist Mutter von vier kleinen Kindern.

D: Ich begleite das Ehepaar G. schon einige Zeit in der Auseinandersetzung mit der durch die Krankheit veränderten Lebenssituation. Beim letzten Treffen äußerte die Frau besondere Sorge um die jüngste Tochter, die sechs Jahre alt ist: Sie empfinde diese als ihr besonders nahestehend und hochsensibel für ihren Zustand. In der

Nacht schreit das Kind auf und während des Tages klammert es sich bei allen anderen an, während es einen verschreckten Gesamteindruck macht.

B: Diese Tochter scheint tatsächlich stärker betroffen als ihre Geschwister. Das hat unter anderem mit dem ganzen Familiensystem zu tun. Das Kind hat wahnsinnige Angst, die Mama zu verlieren. Es spürt die Gefahr, obwohl ihm niemand konkrete Information gegeben hat.

Es sieht so aus, wie wenn das Mädchen die Angst aller Betroffenen im Moment alleine erleben und ausdrücken muss. Indem sie sich an die anderen klammert, wird die Angst auch für diese spürbar, die aber gegenwärtig die Angst nicht aushalten können. So steht dem Kind keine tragende Verbindung zur Verfügung und es bleibt mit der Angst sehr allein.

Es bräuchte jetzt ganz viel Körperkontakt, vor allem von der Mutter. Sie soll es viel auf den Schoß nehmen und halten, mehr als bisher üblich. Das ist das Wichtigste. Wenn das Kind auf die Mama verzichten muss, sollte der Papa einspringen in einer Weise, bei der mitschwingt, dass die Mama mit dabei ist.

Herr U., 51, ist betroffener Angehöriger. Seine Schwester, Frau S., 46, ist nach der Diagnose Magenkrebs frisch operiert. Die Geschwister sind ledig und leben in einem gemeinsamen Haushalt.

D: Während Herr U. große Sorge um seine Schwester äußert, wird spürbar, wie tief die Krankheit seiner Schwester ihn selbst erschüttert. Er sieht sich mit existenziellen Fragen in einem bisher nicht erlebten Ausmaß konfrontiert. Sein bisheriges Weltbild, sein Lebensplan und seine Ziele sind ins Wanken geraten.

B: Er sorgt sich nicht nur um die Patientin, sondern auch um sich. Es ist, wie wenn er am Rande eines großen dunklen Reiches stehen würde. Er merkt, dass er sein Weltbild und seinen Lebensraum erweitern muss, um mit all dem zurechtzukommen, was sich jetzt an Problemen stellt. Wie schon gesagt, bewegen ihn existenzielle Fragen, weniger die organisatorischen Angelegenheiten oder die Suche nach Information. Es ist viel mehr die Angst vor dem Namenlosen, vor dem Unfassbaren, vor einem Eindruck von ganz viel Dunkelheit.

D: Wie kann ich ihm in seiner Angst hilfreich zur Seite stehen?

B: Du kannst mit ihm zur Dunkelheit hinschauen. Seinem Empfinden nach steht er nicht selbst im Dunkel, sondern am Rande eines Gebietes, das dunkel ist. Er selbst ist im Licht und hat Boden unter den Füßen, doch die nahe, schwer fassbare Dunkelheit wirkt bedrohlich auf ihn.

Deine Aufgabe ist es, mit ihm unerschrocken in Richtung Dunkelheit zu blicken. Das kannst du ihm anbieten. Das schafft er alleine nicht.

Wovor hat ein Angehöriger Angst, wenn er denkt, dass der nahestehende Kranke stirbt? Was ist seine Vorstellung?

Ist es die Angst in der Wohnung allein zu sein, also die Angst vor der Einsamkeit, weil er schon lange nicht mehr alleine gelebt hat? Oder ist es die Angst, in der Beziehung etwas versäumt zu haben? Worauf richtet sich die Angst genau?

Wenn man mehr darüber weiß, kann man etwas tun, dass sie den Betroffenen nicht so überfällt. Die Angst, dass der Kranke stirbt, muss nicht eine Angst um ihn sein, und schon gar nicht eine mental wirksame Überzeugung oder Vorahnung. Es kann auch eine Angst um sich selbst sein oder die Angst, etwas zu versäumen.

Frau A., 37, befindet sich nach der Entfernung eines Melanoms in somatischer Remission.

D: Die nächste Kontrolluntersuchung steht unmittelbar bevor. Frau A. zieht sich zurück. Sie kann keinen klaren Gedanken fassen. Sie leidet unter Schlaflosigkeit und fühlt sich diffus bedroht.

B: Die ganz konkrete Angst vor dem Ergebnis füllt den mentalen Bereich aus wie ein Luftballon, sodass kein anderer Gedanke mehr Platz hat.

Das ist eine ungeheure Beengung für sie und bringt sie um vieles. Angstgedanken und Angstvorstellungen beherrschen alles.

Der psychotherapeutische Ansatz liegt hier im mentalen Bereich: Gemeinsam mit ihr eine lebendige Vorstellung zu finden, die neben den Angstgedanken bestehen kann und den Luftballon bildlich gesprochen etwas eindrückt.

Frau M., 54, leidet an metastasierendem Brustkrebs und ist zunehmend auf Unterstützung und Hilfe angewiesen.

D: Frau M. ist voller Angst, angesichts der fortschreitenden Erkrankung keinen Wert und keine Würde mehr zu haben und nur noch Belastung für die anderen zu sein.

B: Da gibt es keinen billigen Trost. Man kann ihr nicht einfach schöne Sätze sagen. Sie kommen nicht an, weil sie wirklich die Angst erlebt, keinen Wert und keine Würde mehr zu haben.

Die größte Hilfe ist, ihre Angst ungeschminkt anzunehmen und wahrzunehmen, wie sie wahrnimmt. Dann hat sie wenigstens ein Echo und ist nicht allein damit. Hilfe für sie ist, dass man ihr Bedürfnis nach Würde ernst nimmt, bei ihr bleibt und nicht glaubt, man könne sie ihr geben, wenn sie sie nicht selbst erlebt.

D: Das Ringen um Würde von Frau M. erfasst mich tief und ich fühle mich mit ihr verbunden, weil ich Mensch bin wie sie.

DAS GEFÜHL DER EINSAMKEIT

Selbst im alltäglichen Sprachgebrauch kennen wir Einsamkeit als einen den ganzen Menschen erfassenden Zustand. Im Inneren des Menschen und in den Beziehungen greift Leere um sich. Die vertrauten Anbindungen der Betroffenen lockern oder lösen sich auf. Zugehörigkeit und Aufgehobensein gehen verloren, das Gefühl verlassen zu sein, steigt auf. Die gewohnten Konzepte von sich selbst, der Umwelt und dem eigenen Platz in der Welt weichen einem Dasein im unvertrauten Universum mit nicht verlässlicher Leiblichkeit. Das Leben bietet weder sinnvolle Anknüpfungen noch brauchbare Anhaltspunkte.

Der existenziell Einsame wirkt weit entfernt und unerreichbar, saft,- kraft- und tonlos, abgetrennt und ohne merkbare Schwingung. Dies wird besonders deutlich, wenn er den Raum verlässt. Einsamkeit breitet sich langsam aus und teilt sich beim Weggehen fühlbar mit, wird geradezu als Atmosphäre zurückgelassen. Hängende Schultern und schwerer gedämpfter Gang fallen auf. Existenzielle Einsamkeit wird selten direkt benannt.

Deshalb kann das Gegenüber sie nur über Einfühlung und indirekt über das Aufnehmen und Beachten der beschriebenen Zeichen erschließen.

Hilfreich für den existenziell Einsamen ist ein beständiges, nicht bedrängendes Gegenüber, das sich verhält, als sei Wiederanknüpfung bereits gelungen. Es kommt darauf an, im musikalischen Sinne die richtigen Töne zu treffen (Frequenz, Ausmaß, Klangfarbe, Rhythmus) und anzuspielen.

Diese sind nicht nur von Person zu Person sehr unterschiedlich, sondern auch von Begegnung zu Begegnung immer wieder anders.

Einsamkeit geht zuweilen einher mit den existenziellen Gefühls-zuständen des Verlorenseins, des Niedergeschlagenseins, der Hoff-nungslosigkeit und des Schmerzes.

Dazu Ausschnitte aus der Reflexion der Autorinnen:

D: Immer wieder, wenn ich zu einem sterbenden Menschen gerufen werde, fühle ich, dass in besonderem Maße meine Präsenz gefor-dert ist. Folgende Fragen beschäftigen mich: Was wirkt sich störend oder hinderlich auf den Prozess aus, in dem sich ein Sterbender be-findet? Wie und was muss ich als Gegenüber sein? Dabei werde ich innerlich aufgeregt und nehme schon im Vorfeld oft eine Atmosphä-re von Verletzlichkeit und Dünnhäutigkeit wahr.

B: Allgemein gesagt kann unbewältigte oder unbewusste Angst auf Seiten des Sterbebegleiters sehr hinderlich sein. Hiermit ist nicht die Angst gemeint, die aus dem Prozess natürlich entsteht, wie es auch dein Aufgeregtsein tut, und die ihren Sinn in der aktuellen zwischen-menschlichen Beziehung oder im Erleben des Sterbenden hat. Sie ist ihrem Wesen nach eine einfühlende Resonanz.

Wenn ich von hinderlicher Angst rede, meine ich die Angst des Helfers, der unter Umständen (innerlich und äußerlich) unfreiwillig oder unvorbereitet zum Sterben dazukommt oder grundsätzlich mit der Situation des Sterbens Probleme hat. Möglicherweise hat der betreffende Helfer selbst bewusst oder unbewusst starke Bewälti-gungsstrategien gegen diese seine Angst entwickelt.

Wenn ich mich im Grunde genommen vor dem Sterbenden fürchte und ratlos bin angesichts der Situation des Sterbens und zusätzlich eine starke aktive Bewältigungsstrategie gegen meine persönliche Angst entwickelt habe, kann das fatal werden.

Kommt jetzt noch ein fixes Konzept dazu, wie Sterben abzulau-fen hat, das mir klare Handlungsanweisungen gibt und mir momen-tan hilft, die eigene Angst und Ratlosigkeit nicht wahrzunehmen, so wickle ich ein Programm ab, in das der Sterbende hineinzupassen hat.

D: Was passiert dann?

B: In den meisten Fällen gerät der Sterbende in eine verdichtete Einsamkeit. Jemand ist bei ihm und er merkt, wie allein er ist. Das ist das Erste.

Das Zweite ist, dass ich als Begleiter den Betroffenen wirklich störe in Angelegenheiten, die ganz wichtig wären für ihn. In dieser Rolle ist mir zuweilen nicht bewusst, dass es um Angst geht und die Konzepte, die ich habe, eigentlich meine Angstbewältigungskonzepte sind und nichts mit der konkreten Situation des Sterbenden zu tun haben.

D: Ich kenne die Angst als Gegenübertragung, und ich kenne auch die Angst, die mich beschleicht, wenn mir bewusst wird, dass ich sterblich bin.

B: Wenn dir die Angst bewusst ist, störst du den Sterbenden nicht damit, sondern du atmest trotzdem mit ihm. Es gibt vielleicht eine verdichtete Resonanz auf Angst, aber die muss nicht hinderlich sein. Das Schlimmste ist die Angst des Begleiters, die unbewusst bleibt.

In der bewussten Angst kannst du bei dir sein, und das ist eine wichtige Voraussetzung, um zu begleiten und beim anderen zu sein. Wenn du deine Angst merkst, ist deine Wahrnehmung intakt, dann kannst du wirklich auf andere Personen eingehen.

Herr M., 63, wurde nach der Diagnose Prostatakrebs operiert und befindet sich in somatischer Remission.

D: Trotz guter Befunde ist Herr M. niedergeschlagen und scheint jede Lebensperspektive verloren zu haben. Er hatte sich in einer gewissen Selbstverständlichkeit auf die Pensionierung und das Altwerden gefreut und sich für diese Zeit viel vorgenommen. Dabei stand ihm das erfüllte Leben seines Vaters vor Augen. Seine vorrangigen

Pläne waren, das Haus umzubauen und den Garten endlich ausreichend pflegen zu können.

B: Für ihn bedeutet die Tatsache der Krebserkrankung das Ende. Es ist nicht die Krankheit an sich, die ihn so niedergeschlagen macht, sondern das Bewusstwerden des Endes, auch wenn es erst in zwanzig Jahren wäre.

Dieser Zustand ist für ihn verbunden mit einer namenlosen Einsamkeit. Gleichzeitig wirkt er geschockt und entsetzt. Er begegnet in sich dem Gott der Furcht und ist damit ganz allein. Das bisherige Leben erscheint ihm als Täuschung. Was er sich ausgedacht hat und worauf er gebaut hat, ist plötzlich nichts mehr.

D: Was hilft ihm in dieser namenlosen Einsamkeit?

B: Konstante Anregung von anderen Personen, dass er merkt, dieselben Menschen kommen immer wieder, schauen ihn immer wieder an und sagen und meinen auch immer wieder das Gleiche.

Die Wiederholung konstanter Botschaften, die über Augen und Ohren kommen, helfen ihm, jedoch nicht in einer Form, in der die begleitenden Personen allzu viel Einfluss auf seinen inneren Standort haben. Sie bleiben lange im Ungewissen darüber, wo er innerlich ist. Wesentlich ist die beständig wiederkehrende Botschaft an ihn: »Ich bin da. Ich komme wieder. Ich interessiere mich für dich.«

Frau L., 38, leidet an metastasierendem Brustkrebs.

D: Frau L. hat sich in der Beratungsstelle gemeldet, weil sie nicht mehr schlafen kann und ihre Ängste zunehmen. Sie hat trotz großem Bekanntenkreis niemanden zum Reden. Ihre Familie, Mann und Kinder will sie nicht belasten. So ist es seit über 20 Jahren.

B: Ja, es stimmt, sie ist sehr einsam und vertraut sich niemandem wirklich an, auch nicht ihrem Mann. Es ist ihr bewusst und sie kann so nicht mehr weiter. Bisher hat sie viel mit sich allein ausgemacht und kommt jetzt an die Grenzen. Die gewohnten gesellschaftlichen

Verbindungen und bisherigen Gemeinsamkeiten mit anderen bedeuten ihr in ihrer jetzigen Lage nichts mehr. Das Gespräch mit dir ist eine gute Hilfe für sie: Zum Ausdruck bringen, was sie ängstigt und belastet und erfahren, dass jemand mit ihr hinschaut.

Frau W., 49, ist mit Herrn K., 57, verheiratet. Er ist an Blasenkrebs erkrankt. Das Paar hat fünf schulpflichtige Kinder.

D: Herr K. geht mit Entschiedenheit den Weg durch die Chemotherapie. Die Frau zweifelt, ob das alles gut geht. In der psychotherapeutischen Arbeit mit Frau W. zeigt sich, dass das Paar schon immer unterschiedlich auf Anforderungen reagierte: er optimistisch, sie abwägend-realistisch. In der Konfrontation mit der lebensbedrohenden Erkrankung plagt sie nun zusätzlich die Angst, ihn mit ihren Zweifeln zu schwächen und ihm damit Hoffnung und Kraft zu nehmen.

B: Das Beispiel von Frau W. wirft Fragen von allgemeiner Tragweite auf, nicht nur für Angehörige. Es handelt sich um das Syndrom, dass betroffene Erkrankte oder Angehörige sich fast nicht mehr trauen, sich zu rühren, zu atmen, bestimmte Gefühle oder Gedanken zu haben.

Vorstellungen, Gedanken und Gefühle, die die Hoffnung zu gefährden scheinen, werden gewaltsam unterdrückt. Und wenn diese Raum bekommen, darf das mein Gegenüber auf keinen Fall merken. Das hat eine Art »Fassadenkommunikation« zur Folge, bei der man sich unbewusst und in bester Absicht verstellt. Dadurch verstärkt sich wiederum die Einsamkeit des betroffenen Gegenübers.

Die Auffassung, dass die jeweils anderen eh nicht wissen, um was es geht, bekommt Nahrung. Ein Teufelskreis. Je länger der Eine scheinbar ahnungslos und positiv gestimmt ist, desto größer wird die Einsamkeit des Anderen. Das fällt allen schwer auf die Seele und bedeutet Schwächung. Irgendwann ist ein Unterdrücken nicht mehr möglich und dann kommt es zu einem Zusammenbruch. Der Austausch war in vielen wesentlichen Schritten unterbrochen, sodass es ganz schwierig ist, wieder Anschluss aneinander zu finden. Manchmal geht es, dann ist es ein Glück.

Häufiger wird es zu einem Auseinanderleben. In der Beratung ist es wichtig, Weichen zu stellen, dass Betroffene nicht noch weiter auseinander kommen. Für solche, die von vornherein keinen nahen oder guten Austausch hatten, kann die geschilderte Situation eine glatte Überforderung sein.

IN DIE BODENLOSIGKEIT
FALLEN

Dieser existenzielle Gefühlszustand ist für sich beschreibbar, tritt aber nicht ohne einen anderen in Erscheinung. Wenn Bodenlosigkeit auftritt, ist sie verbunden mit Angst, Hoffnungslosigkeit, Panik, Verzweiflung, Verlorensein oder Schmerz und deren Erscheinungs- und Ausdrucksformen.

Für den Betroffenen ist der Boden innerlich und äußerlich nicht mehr wahrnehmbar, der Grund scheint entzogen. Fallen oder Sinken ins Nichts droht. Diese Erfahrung kann von den Leidenden in entsprechendem Setting in Worte gefasst werden. Sie beschreiben, dass ihnen der Boden unter den Füßen weggezogen wird. Das feinfühlige Gegenüber erfährt Appelle, dem Fallen oder Sinken Einhalt zu gebieten.

Manchmal folgt existenzielle Bodenlosigkeit auf einen Schock, wie auf die Mitteilung einer schlimmen Diagnose. Dieser Zustand intensiviert die mit ihm verbundenen anderen Gefühlszustände und gestaltet sie entsprechend aus.

Er kann auch einen diagnostischen Hinweis auf Vorhandensein und Ausmaß einer Krise enthalten. Sein Vorkommen bedeutet, dass etwas für den Betroffenen Unfassbares im Gang ist.

Der existenzielle Gefühlszustand der Bodenlosigkeit markiert das Hereinbrechen einer neuen nicht zu übergehenden Realität.

Hilfreich für Menschen im Zustand der Bodenlosigkeit ist Wahrgenommenwerden und Resonanz bekommen – atmosphärisch, gestisch, leiblich und verbal mit den Qualitäten des Auffangens und Haltgebens.

Dazu Ausschnitte aus der Reflexion der Autorinnen:

> **Frau V., 35**, ist alleinerziehende Mutter und leidet an metastasierendem Brustkrebs. Während der Behandlungszyklen ist sie auf zusätzliche Betreuungspersonen für ihr Kind angewiesen.

D: Für Frau V. war es immer schon schwierig, das Angewiesensein auf die Hilfe anderer zu erleben. Nun ist sie voller Schmerz und Enttäuschung darüber, dass ihre beiden Schwestern trotz der erkrankungsbedingt angespannten finanziellen Lage die Betreuung des kleinen Sohnes nicht mehr kostenlos übernehmen wollen.

B: Frau V. erlebt, dass ihr der Boden unter den Füßen weggeht. Es ist wie ein Bruch mit etwas, auf das sie bisher selbstverständlich gebaut hat. Der Erdboden scheint sich unter ihr zu verabschieden, und sie droht, ins Bodenlose zu versinken. Es erschreckt sie nicht, es nimmt ihr die Hoffnung.

> **Frau L., 53**, ist verheiratet mit Herrn T., 57, der an metastasierendem Magenkrebs erkrankt ist.

D: Frau L. bittet mit großer Dringlichkeit um einen Termin. In der persönlichen Begegnung schildert sie, dass die Behandlung ihres Mannes nicht die erhoffte Wirkung zeigt und sich der Zustand in den letzten Tagen rapide verschlechtert hat. Nach menschlichem Ermessen bleibe ihnen nicht mehr viel gemeinsame Zeit.

Der Gedanke an mögliches Sterben ist unerträglich für sie. Jede bedrohliche Meldung macht ihr schlottrige Knie, Enge im Brustraum und Hitze steigt auf. Sie lebt in ständigem Auf und Ab und Hin und Her. Ich erlebe sie, als ob sie den Boden unter den Füßen verloren hätte. Ihre Worte sind: »Helfen Sie mir!«

Mir kommt es vor, wie wenn sie die Arme nach mir ausstreckt und ich sie irgendwie halten oder herausziehen sollte.

B: Sie ringt verzweifelt die Hände und erinnert mich an Hiob. Es wirkt, wie wenn in ihr eine stumme Anklage wäre. Dieses Händeausstrecken, das du wahrnimmst, ist ein anklagendes und gleichzeitig hilfesuchendes Ringen, das erst jetzt möglich wird, wo sie dich als Gegenüber hat.

Auch Gott ist gemeint oder das größere Ganze, und was das mit ihr macht und vorhat. Mit dem Hilfesuchen kommt auch die Anklage. Und es ist wichtig, dass sie kommen darf. Du bist das menschliche, das personale Gegenüber, welches ermöglicht, dass zum Ausdruck kommen kann, was Frau L. bewegt.

D: Ich möchte diesem »Bodenverlieren« noch mehr nachgehen.

B: Das »Bodenverlieren« scheint sich auf den Verlust der vertrauten Weltsicht zu beziehen, auf alle Erfahrungen und Gedanken, die Frau L. im Laufe ihres Lebens gesammelt hat und die sie bisher getragen haben. Dieser vertraute Boden verändert sich, gleichzeitig fehlt noch das bewusste Erfahren des »Anderen«.

So paradox es klingt, im Augenblick ist der Ausdruck der Anklage das, was sie hält, zumindest eine Zeit lang bis sie vertraut ist mit diesem bodenlosen Zustand. Sie ist bodenlos im Verhältnis zu dem, was vorher war.

D: Boden verlieren heißt vertraute Weltsicht verlieren, die Erfahrungen und Gedanken, die sie bisher gekannt hat und in die sie eingebettet war. Die Bedrohung durch das Sterben ihres Gatten ist nun sehr real und stark.

B: So gedacht ist es hilfreich für sie, dass sie genau jetzt dich als Adressatin hat. Große Bedeutung hat dabei, dass du nicht jemand bist, der schon vorher in ihrem Lebenskreis war. Das hilft ihr, in das Neue zu gehen. Darin ist soviel Not wie Chance. Freunde und Verwandte gehören zum Bereich des bisher vertrauten Bodens. Du bist eine neue Person, die in ihr Leben tritt. Sie ist durch dein Hinzukommen nicht allein mit diesem bodenlosen Neuen.

Interessanterweise scheint mir, dass sie den Boden dadurch bekommt, dass sie selbst aktiv ist, wie wenn der neue Boden aus ihr selbst herauswachsen könnte. Ich meine damit, dass sie nicht auf irgendeinem Boden landen oder etwas im Außen entdecken muss, sondern dass das Gefühl des »Boden-habens« im Wesentlichen in ihrem Inneren entsteht. Und dieses geschieht, wenn sie dich als Gegenüber hat.

DIE ERFAHRUNG
DES HINFÄLLIGSEINS

Menschen im existenziellen Leidenszustand der Hinfälligkeit verdeutlichen uns die Leibgebundenheit unseres menschlichen Daseins und lösen damit verbundene Fragen und Zustände in uns aus. Sie spiegeln uns die Endlichkeit und die Erdgebundenheit in ihrem ständigen Wandel. Dies kann uns als unerträgliches Spiegelbild erscheinen und beängstigen und vielfältige Schutzreaktionen hervorrufen wie zum Beispiel Fluchttendenzen, inneres Abschalten oder Ekel.

Den Verwandten, die aus demselben »Stoff« und mit dem hinfälligen Leib vertraut sind, geht der leibliche Zustand des Betroffenen in besonderer Weise nahe. Dem hinfälligen Menschen schwindet die Lebenskraft, bis dahin selbstverständliche Körperfunktionen fallen aus. Sein Geruch von Verfall und Tod setzt allen Beteiligten zu. Empfundene Hässlichkeit und das Gefühl, Ekel zu verursachen, vermehren das Leid des Erkrankten. Seine Sinneswahrnehmung wandelt sich und wird unvorhersehbar.

Begleitpersonen müssen damit rechnen, dass er zunehmend ungeschützt, dünnhäutig und verletzbar wird und zusätzlich mit inneren Prozessen befasst ist, die die Außenwahrnehmung mitgestalten.

Der umfassenden Pflege, die den Menschen in allen seinen Dimensionen ernst nimmt, kommt überragende Bedeutung zu. Durch sie wird der existenziell hinfällige Mensch nicht nur mit Notwendigem und Wohltuendem versorgt, sondern auch getragen, gehalten, gestützt und aufgefangen. Diese leiblichen Grunderfahrungen vermitteln dem existenziell Hinfälligen, dass er als Mensch angenommen und zugehörig ist.

In den Begleitpersonen werden bewusst und unbewusst die eigenen Erfahrungen und Bedürfnisse des Gepflegt-, Angenommen-, Getragen- und Gehaltenseins wach. Entsprechende Defizite in der eigenen Biographie wirken ebenso wie vergangene Erlebnisse der Fülle.

Existenzielle Hinfälligkeit kann beim leiblich schwer Getroffenen von einer Anzahl anderer existenzieller Leidenszustände begleitet sein. Angehörige und Helfer werden häufig von diesen begleitenden Zuständen mit erfasst.

Dazu Ausschnitte aus der Reflexion der Autorinnen:

> **Herr W., 71**, leidet an metastasierendem Lungenkrebs und ist seit längerer Zeit bettlägerig.
> **Frau R., 52**, ist durch metastasierenden Eierstockkrebs gezeichnet.

D: Herr W. liegt angespannt und verängstigt im Bett. Auf Nachfrage antwortet er, dass ihn aufsteigende Bilder quälen. Sie handeln von vergangenen Leiden, Hinfälligkeit, Sterben und dem Tod nahestehender Menschen und überfallen ihn mit Macht.

Frau R. appelliert verzweifelt an die Begleitperson: »Sagen Sie mir ... ich rieche doch nach Tod. Ich halte mich selbst fast nicht mehr aus.« Die Begleitperson erschrickt, weil sie dasselbe wahrnimmt und nicht wagt, dies zu bestätigen.

B: Betroffenheit ist eine Form der Resonanzfähigkeit, der Fähigkeit mitzuschwingen. Ohne sie gibt es nicht wirklich umfassende Hilfe oder Verständnis für Krebserkrankte. Professionelle Helfer sollten deshalb neben fachlicher Erfahrung und einschlägigem Wissen die Bedeutung von Betroffenheit und Resonanzfähigkeit kennen und bewusst damit umgehen. Resonanz zu bekommen ist wie getragen werden, eingebettet werden, belebt werden, gewürdigt werden.

In dieser Weise gewürdigt zu werden, erreicht den hinfälligen Menschen auch noch, wenn kein offensichtlicher Austausch mehr stattfindet.

Herr U., 67, leidet an metastasierendem Bauchspeicheldrüsenkrebs.

D: Ich erlebe bei Herrn U. soviel Angst vor dem Verfall. Er liegt zitternd im Bett und registriert fast panisch, welche Schmerzen neu dazugekommen sind und welche Körperfunktionen zusätzlich nachgelassen haben. Dabei hat er das Bild seines schwerst kranken Bruders vor Augen, der wenige Monate zuvor an einer Krebserkrankung verstorben ist.

B: Rein äußerlich ist seine Situation total beängstigend für ihn, und man kann ihm das auch nicht nehmen. Niemand kann ihm versprechen, dass es anders oder leichter wird.

In seinem Inneren wächst eine Gegenkraft. Dort fängt er an, sich als unverwechselbar wahrzunehmen. Das ist wie ein Ruhebett für ihn und gibt ihm Kraft auch dem unausweichlichen Schrecklichen zu begegnen.

Der physische Verfall ist furchtbar für ihn, deshalb ist es eine ganz große Hilfe, wenn man gut zu seinem Körper ist. In seinem Schmerz und Verfall braucht er Zärtlichkeit. Das Beruhigende und Versöhnliche seinem Körper gegenüber kann er sich im Augenblick selber nicht geben.

Andere Menschen können ihn ein Stück weit darin unterstützen, dass er seinem Körper nicht böse sein muss. Eine zärtliche Hand am richtigen Ort bedeutet, dass er über den Leib nicht nur die Schmerzen wahrnimmt.

HOFFNUNGSLOSIGKEIT

Existenzielle Hoffnungslosigkeit ist nicht an bestimmte Stadien der Erkrankung gebunden und kann jederzeit durch innere oder äußere Ereignisse ausgelöst werden. Man trifft sie als Begleiter von fast allen existenziellen Gefühlszuständen und an deren Übergängen.

Im Zustand existenzieller Hoffnungslosigkeit ist der Kopf gesenkt, die Schultern hängen, die Stimme ist eher leise, ebenso die Schritte. Der Körper wirkt leblos und verhalten, ist mitunter gebeugt, es gibt weder ausgreifende Gesten noch lautes Erzählen. Der betroffene Mensch »nimmt die Zeichen zurück«, resigniert. Dieser Gefühlszustand greift atmosphärisch um sich und lässt verstummen, lähmt mitunter. Betroffenen wie ihrem Gegenüber vergehen die Lebensäußerungen. Der Helfer bekommt leicht Insuffizienzgefühle.

Körperliche, seelische und geistige Entkräftung sowie Müdigkeit verstärken existenzielle Hoffnungslosigkeit. Dem Leidenden ist der Horizont verloren gegangen, in unsichtbare Ferne gerückt. Er nimmt keine Zukunft mehr wahr.

Gelingt es dem Hoffnungslosen sich auszudrücken, sei es mit Worten, Gesten oder dem Atmen, werden für ihn zusätzlich andere existenzielle Gefühlszustände erlebbar.

Eine Auflösung des betreffenden Zustandes ist möglich, wenn für den Hoffnungslosen in irgendeiner Form Perspektiven auftauchen, sei es im leiblichen Befinden oder in der Gedankenwelt oder durch konkrete Hilfsangebote von außen im richtigen Augenblick.

Durch Entdecken des Auslösemoments und damit bisher unbeachteter Zusammenhänge wird eine kognitive und emotionale Neubewertung der Situation möglich. Wenn es gelingt, die Auslösesituation mit all ihren Gefühlen noch einmal wahrzunehmen und zum Ausdruck zu bringen und in der Folge eine alternative konkrete Handlungsweise zu entwickeln, kann sich der Zustand existenzieller Hoffnungslosigkeit wandeln.

Was kann das Gegenüber des existenziell Hoffnungslosen tun?

Für leibliche Präsenz und Eigenständigkeit sorgen, bewusst atmen, Bodenkontakt wahrnehmen, die Sinne beweglich halten. Bestimmten Aktivitätsimpulsen sollte bewusst widerstanden werden, nämlich jenen, die das zögerlich beginnende Ausdrucksrinnsal des Hoffnungslosen behindern, es dämpfen oder zum neuerlichen Versiegen bringen.

Dazu Ausschnitte aus der Reflexion der Autorinnen:

> **Frau A., 50**, ist Brustkrebspatientin und wurde zur Kontrolle bestellt.

Seit der Diagnose ihrer Erkrankung ist gerade ein Jahr vergangen. Sie kommt nach der Kontrolluntersuchung im Zustand der Hoffnungslosigkeit in die Beratungsstelle. Im Verlauf des Gesprächs stellt sich heraus, dass die Diagnose »Lebermetastasen« der Auslöser war. D. kommen aufgrund der Schilderungen Zweifel an dieser Diagnose, und sie hält Rücksprache mit dem Arzt, der der Patientin sofort einen Termin gibt. Dabei stellt sich heraus, dass die Patientin eine neben ihr geäußerte Bemerkung der Krankenschwester über »Lebermetastasen« fälschlicherweise auf sich bezog.

> **Frau N., 35**, ist seit 7 Jahren mit Herrn F., 40, liiert. Er leidet an metastasierendem Darmkrebs.

D: Frau N. hat sich am Telefon gemeldet, um mir zu sagen, dass ihr Mann operiert wurde und wie die Operation verlaufen ist. Sie hat im

Moment wenig konkrete Anliegen, möchte einfach sagen, wie es ihr geht oder einfach weinen. Beim nachfolgend vereinbarten Gespräch berühren mich ihre Klarheit und ihr sicherer Instinkt für das, was ihr Mann jeweils braucht. Sie hat bisher noch keine ähnlichen Erfahrungen gemacht. Die liebevolle Zuwendung zu ihrem Mann beeindruckt mich.

B: Zu ihr fällt mir das Bild vom Turm ein, im Tarot, wo alles zusammenstürzt, was bisher Halt gegeben hat, alle Konzepte, alle Hoffnungen. Eine gewisse Anspannung lässt sie durchhalten. Sie ist eine starke Person, trotzdem ist das Zusammenstürzen in vollem Gange.

Frau N. trägt ihren Mann. Sie hält es aus, auch im Erleben sehr in seiner Nähe zu sein. Sie braucht Ermutigung, diesen Weg der Begleitung zu gehen und dabei bei Kräften zu bleiben. Sie kann bewusst daran arbeiten. Die Aufforderung weniger zu tun, hilft ihr nicht, weil es ihr ein echtes Herzensanliegen ist, alles zu geben, was es braucht. Es sieht aus, wie wenn ihr eine bestimmte Musik gut tun würde. Die Musik kann auch ein Symbol sein für bestimmte Quellen, die sie für sich als Person hat, und die nicht von ihrem Mann oder aus ihrem Zusammenleben kommen. Dies können zum Beispiel auch Pflanzen sein. Vielleicht kann sie sich ab und zu einen Blumenstrauß kaufen.

Es geht um Kleinigkeiten, die ihr bewusst machen, dass es Freuden für sie ganz alleine gibt und dass sie diese wert ist. Sie ist sehr bereit, mit ihrem Mann große Entwicklungsschritte zu gehen, und es ist etwas Wesentliches und Bewegendes für beide.

Herr C., 41, ist Familienvater und leidet an Prostatakrebs mit Metastasen.

D: Herr C. ist nach neuerlicher Metastasierung sehr hoffnungslos. Ich habe ihn auf Suizidgedanken angesprochen, die er an Tagen mit besserer körperlicher Verfassung bereits angedeutet hatte. Jetzt äußert er tatsächlich sehr konkrete. Ich bin ziemlich erschrocken. Er sieht im Moment kein Licht und fühlt sich übrig.

Seine Frau verschont er mit dem, was er sich wirklich denkt, aus Angst, sie würde zu sehr erschrecken. Dabei meine ich, dass sie sein Befinden erahnt.

Ich habe mit ihm vereinbart, dass ich mit seinem Arzt wegen zusätzlicher medikamentöser Hilfe in seiner seelischen Verfassung rede. Er hat keine Hoffnung mehr, keine Kraft mehr zu kämpfen. Er fürchtet sich vor seinem bevorstehenden Geburtstag, weil er sich fragt, ob es ihn in einem Jahr noch geben wird.

B: Es ist Nachlassen, auch ein Aspekt von Friede ist da. Das kann gut der Friede des Abgeschlossenhabens sein, wie wenn die Seele nichts mehr will. Ich habe den Eindruck, man muss ihn lassen.

D: Diese Suizidgedanken lassen mir keine Ruhe. Seine Idee ist, mit 200 Sachen irgendwo hineinzufahren oder sich aufzuhängen. Ich halte es schwer aus, daran zu denken, ohne etwas tun zu können.

B: Trotzdem kannst du nicht mehr tun, als für ihn da sein, deine Berührung und deine Betroffenheit zeigen. So vermittelst du ihm, dass jemand da ist, dem es nicht egal ist.

Er weiß, dass es auch andere gibt, denen es nicht egal ist, doch er kann oder will ihnen gegenüber nicht offen sein. Die nicht mitgeteilten bedrückenden Inhalte erhöhen den Druck enorm, auch den Druck, »gehen zu müssen«.

In dem Moment, wo er sich jemandem gegenüber ausspricht, ist er menschlich wieder verankert. Es kann sein, dass sich dadurch etwas ändert. Du kannst ansprechen, ob er noch etwas finden kann, das in seiner Situation, die hoffnungslos ist, Sinn macht. Aber mit größter Vorsicht, denn die Frage kann in seiner Lage leicht ins Zynische gehen. Wirklich halten kann ihn, dass er genau so gehört wird, wie er es meint, genauso konkret und so wörtlich. Wenn er merkt, er hat damit ein Echo. Vielleicht könntest du ihm Brücken bauen zu seiner Frau, da anzunehmen ist, dass sie innerlich Bescheid weiß.

Wenn er sie nicht einbezieht, schneidet er sich von ganz Entscheidendem ab. Möglicherweise kann er ihr in deinem Beisein zum Ausdruck bringen, wie es wirklich um ihn steht.

Die Angst, die ihn auch daran hindert, ist, dass sie es nicht verkraftet. Er muss sicher sein, dass auch für die Frau jemand da ist. Sein Gefühl, »übrig zu sein« kommt – neben allen Ängsten – daher, dass er denkt, seine Frau kann ihn nicht brauchen, wie er wirklich ist. Es sieht so aus, als würde seine Frau ihn gerne begleiten oder unterstützen, trotz aller Last. Wenn sie keine Gelegenheit dazu bekommt, könnte sie sich sogar betrogen fühlen.

MÜDIGKEIT UND DAS
BEDÜRFNIS NACH RUHE

Existenzielle Müdigkeit äußert sich im Erschöpfen der körperlichen, seelischen und geistigen Lebenskräfte. Die Interessen der Betroffenen treten zurück, das Ruhebedürfnis steigt, die Teilnahme am Leben schwindet.

Solche Müdigkeit zeigt sich nach einem Lebensabschnitt, der mühsam oder qualvoll war und viel Kraft gekostet hat, wie beispielsweise nach einer langwierigen Behandlung, bei fortschreitender Erkrankung, nach intensiven Schmerzphasen, nach kräfteraubenden Betreuungsdiensten, nach ständig wechselnden Lebensbedingungen, die die Ressourcen erschöpfen.

Das zentrale und allem anderen vorgelagerte Bedürfnis ist umfassende Ruhe. Der ermüdete Leib sinkt oder geht zusammen. Lebensregungen werden seltener und langsamer. Damit gerät der alltägliche Kommunikationsfluss aus dem bisherigen Gleichgewicht und stellt Kommunikationspartner vor neue Anforderungen, und bestehende Rollenverhältnisse infrage. Die Interpretationsspielräume rund um den Erkrankten werden größer und damit die Gefahr von Missverständnissen und Übergriffen.

Helferaktivitäten, die sich dem zentralen Ruhebedürfnis unterordnen, können angenommen werden. Wer den Raum der Ruhe schützt oder auskleidet, berührt, um Ruhe zu gewähren, wer das Notwendige und Entlastende unauffällig besorgt, steht dem existenziell Müden wirksam bei.

Besondere Probleme entstehen für Angehörige, die unter Umständen im subjektiven Erleben überraschend vom Zustand des nahen Menschen getroffen werden und die dann den Bedürfnissen des Ermüdeten nur schwer entsprechen können. Sie sind in Gefahr, die

Bedürfnisse des geliebten Menschen zu übergehen, gerade weil sie innerlich mit dieser Person, die den Lebensaktivitäten und dem Alltagsaustausch entzogen ist, innerlich lebendig verbunden sind.

Der Zustand existenzieller Müdigkeit ist manchmal begleitet von einer schweren Atmosphäre und ruft in Begleitpersonen hilflose, ohnmächtige und traurige Empfindungen wach. Aktivismus, Hektik und Unruhe können in diesem Fall als Bewältigungsversuche verstanden werden.

Der existenziell müde Mensch ist im Kern erschöpft und wird durch Aktivierungsmaßnahmen, die sich dem zentralen Ruhebedürfnis widersetzen, nicht wirklich verändert oder erreicht, sondern zusätzlich belastet.

Helfer aller Professionen sind unter diesen Umständen in Gefahr, zur Plage für den existenziell Ermüdeten zu werden. Für Pflegende, die mehrere Kranke gleichzeitig zu betreuen haben, ist es eine extreme Anforderung, beispielsweise gleichzeitig für jemanden da zu sein, der in den Zustand existenzieller Müdigkeit verfallen ist, und daneben für jemanden, der aktivierender Maßnahmen bedarf.

Dazu Ausschnitte aus der Reflexion der Autorinnen:

> **Frau N., 43**, ist an metastasierendem Brustkrebs erkrankt und hat drei unversorgte Kinder.

D: Frau N. meldet sich, weil sie unter den Reaktionen der Umgebung leidet. Die anderen verhalten sich so, als ob sie nicht krank wäre. Sie erkennen ihre Müdigkeit nicht an. Sie wird beschimpft als eine, die ihre Krankheit übertreibt und kritisiert für das Nachlassen in Hausarbeit und Familienorganisation. Ihre Müdigkeit ist Anlass zum Spott und Aktivität wird als Heilmittel empfohlen. Sie weiß sich nicht zu helfen.

B: Ein großer Teil des Verhaltens der Angehörigen ist Unverständnis im Sinne von Unwissen, ein kleinerer Teil das Enttäuschtsein dem Leben gegenüber. Das macht das Leiden von Frau N. noch um Tonnen schwerer. Es sieht so aus, als ob ihre Angehörigen keine Ahnung davon hätten, wie es ihr geht, und sich nicht in ihren körperlichen, und schon gar nicht in ihren seelischen Zustand hineinversetzen können. Die Schwäche, die sie an ihr erleben, deuten sie als aktive bis boshafte Unlust. Die augenfällige Müdigkeit der Patientin fordert in dieser Familie geradezu eine Form der Schikane heraus - wie gesagt aus völligem Unverständnis und Nichtwissen.

Zu ihrer durch die Krankheit bedingten seelischen, körperlichen und geistigen Ermüdung kommt noch ein ganz handfester Verschleiß im Zusammenleben, der sie zusätzlich erschöpft.

Frau K., 42, erkrankt an metastasierendem Brustkrebs, Haushaltsmanagerin und Mutter von drei Kindern, für die das Versorgen der Kinder und die Zeit mit ihnen bisher das Wichtigste war, äußert: »Was ich brauche, ist innere und äußere Ruhe. Ich will einige Tage weg von zu Hause, egal wie meine Familie das organisiert.«

NIEDERGESCHLAGENSEIN

Der Zustand existenziellen Niedergeschlagenseins zeigt sich häufig in bedrückter Stimmung und trauriger Verstimmung bis zur Verdunkelung. Weitere Erscheinungsformen sind Schlafstörungen, Alpdruck, Rückzug, Lust- und Vitalitätsschwund, Grübeln, Konzentrationsprobleme, Einschränkung von Wahrnehmung und Aufmerksamkeit, Interessens- und Beteiligungsverlust.

Die Betroffenen verlieren ihre Ausdrucks- und Sprachvielfalt. Sie befinden sich an der Grenze der Belastbarkeit und sind oft dem Weinen nahe. Dieser existenzielle Zustand ist häufig gekennzeichnet durch die bekannten Symptome von Belastungsreaktion und Depression im klinischen Sinne und bedarf in diesem Falle zusätzlich entsprechender fachlicher Behandlung.

Begleitzustände existenziellen Niedergeschlagenseins sind Angst, Verzweiflung, Trauer, Hoffnungslosigkeit, Ohnmacht.

Wie die sprachliche Bezeichnung schon zum Ausdruck bringt, handelt es sich beim Zustand existenziellen Niedergeschlagenseins um das Getroffensein von einem Schlag, dessen erschütternde Auswirkungen in die körperliche, seelische und geistige Dimension reichen. Plötzlich und unvorhergesehen wird das eigene Leben oder das Leben eines nahestehenden Menschen als bedroht erfahren.

Damit ist vieles infrage gestellt, das bisher wesentlich schien und Sicherheit gab. Lebensinhalte, Werte und Ziele geraten ins Wanken.

Der Getroffene muss sich unfreiwillig und unvorbereitet Themen und Entscheidungen stellen, die mit einer umfassenden Bedrohung zu tun haben und ist gezwungen, sich damit auseinanderzusetzen. Der existenzielle Schlag ist auch für das Gegenüber in seinen Nachwirkungen als raumgreifende, drückende und schwere Atmosphäre wahrzunehmen.

Der betroffene Mensch erfährt Linderung, indem er in der mitmenschlichen Begegnung Raum bekommt und sich zeigen kann mit dem, was ihn niederdrückt und beschwert. Dieses wiederum steht in ständiger Wechselwirkung mit der Bereitschaft und Befähigung des Gegenübers, die umfassenden Auswirkungen des Schlages wahrzunehmen und in der Begegnung mitauszuhalten. Manchmal geschieht dies ohne Worte. Manchmal ist es hilfreich, aus der Resonanz entstehende sprachliche Benennungen zur Verfügung zu stellen. Auch Gesten, die aus Einfühlung erwachsen, mildern das Leid.

Entscheidend ist das menschliche Gegenüber. Bildlich gesprochen entsteht in einer solchen Begegnung zwischen Mensch und Mitmensch ein Gefäß, in dem das Niederschlagende aufgenommen wird und Platz findet.

Dazu Ausschnitte aus der Reflexion der Autorinnen:

Frau F., 59, ist Brustkrebspatientin und befindet sich in somatischer Remission.

D: Frau F. ist geschieden und hat zwei Töchter. In der letzten Zeit erlebt sie sich zunehmend niedergeschlagen und niedergedrückt. Sie hat den Eindruck, das Leben geht an ihr vorbei. Sie findet nicht mehr die richtigen Worte, um sich auszudrücken.
B: Thema ist die schwindende Macht gegenüber dem Leben. Sie hat den Eindruck, sie kann das Leben eh nicht beeinflussen. Es tut was es will. Das hat ihr in den letzten Jahren immer mehr die Rede verschlagen. Von ihrem Empfinden her hat sie gar keine großen Ansprüche gehabt. Sie erlebt sich dem Leben und seinen Veränderungen gegenüber sehr hilflos. Die Scheidung und die Erkrankung haben diesen Zustand noch sehr verstärkt.

Frau C., 42, durchlebt derzeit die Primärbehandlung nach der Diagnose Lymphdrüsenkrebs.

D: Frau C. hat vor sechs Wochen die Diagnose erhalten. Ich erlebe sie zurückgenommen, reduziert in ihren Lebensfunktionen, fast platt gewalzt und sehr belastet.

B: Es stimmt, dass sie sehr belastet ist, wie erschlagen von einer Flutwelle. Es geht ihr wie einer Ertrinkenden, die versucht, nach einem Hölzchen zu greifen. Ihre Hoffnung, wenn sie zu dir kommt, ist, dass du ihr ein Hölzchen werfen kannst oder etwas bist, an dem sie sich in dem Meer halten kann, in dem sie zu ertrinken droht.

Frau S., 56, erkrankte an Gebärmutterkrebs und befindet sich in somatischer Remission.

D: Frau S. ist Mutter eines erwachsenen Sohnes und lebte bis kurz vor der Entdeckung der Krankheit selbstverständlich und fraglos in familiären Bezügen. Daraus wurde sie durch eine für sie völlig überraschende Trennung vom Ehepartner und die fast gleichzeitige Diagnose der Krebserkrankung herausgerissen.

Ich erlebe sie sehr bedrückt, mit angehaltenem Atem, wenn sie von ihrem Kummer über die für sie plötzlichen und überwältigenden Verluste spricht.

B: Behalte auf jeden Fall den Leib und die Atmung im Auge. Das ist der Wegweiser für deine Arbeit. Das heißt aber nicht, dass du direkt dort intervenierst, sondern vielleicht einen Gegenpol findest, den du stärken kannst, und in der Folge bemerkst, dass sie tiefer atmet.

An der Lunge, ihrem Ort chronischen Kummers, direkt anzusetzen, wäre viel zu viel. Sie ist sehr niedergeschlagen, ich kann ihren Kummer spüren wie einen Alpdruck.

Sie braucht eine heilsame Vorstellung, ein Bild, an das sie sich halten kann, vielleicht das Bild von einem Vogel, der die Flügel ausbreitet. Ob es wirkt, kannst du erkennen, wenn du ihr davon erzählst oder ihr so ein Bild zeigst, oder danach fragst, ob sie so etwas schon einmal gesehen hat: einen Vogel, der seine Flügel ausbreitet, einen Vogel, der so richtig schöne Schwingen hat, der abfliegt und dann in der Luft segelt. Das wäre ein heilsames Bild für sie.

Wenn sie das noch nicht bewusst gesehen hat, dann schick sie in eine Vogelwarte. Sie soll beobachten, wie so ein großer Vogel, der richtig segeln kann, seine Flügel ausbreitet. Oder lass sie so ein Video anschauen. Über das Bild wird ihr etwas leichter, auch wenn das nicht alles ist.

Frau U., 44, leidet an metastasierendem Brustkrebs.

D: Frau U. ist geschieden und hat eines ihrer Kinder durch einen Unfall verloren. Aufgrund veränderter äußerer Umstände kann sie im Moment auf kein unterstützendes soziales Umfeld mehr zurückgreifen. Sie erscheint mir nicht nur kraftlos, sondern auch depressiv.
B: Sie scheint mir nicht endogen depressiv. Eine Ansammlung von Schlägen, von Schicksalsschlägen hat sie dumpf gemacht. Sie ist niedergeschlagen.

Es passt genau dieses Wort. Man kann sich einen Knüppel vorstellen. Durch dieses Niedergeschlagensein sind ihre Bewegungen kleiner und langsamer geworden. Die Gefahr ist, dass sie in Resignation kippt und sich aufgibt.

DAS ERLEBEN DER
EIGENEN OHNMACHT

Im Zustand existenzieller Ohnmacht wird das körperliche, see-lische oder geistige Vermögen der erlebenden Person gegenüber den Kräften, die ihre Situation gestalten, zum eigenen Nachteil ge-schwunden oder verringert erlebt. Der Betroffene fühlt sich einem Geschehen hilflos ausgeliefert, auf das er keinen Einfluss hat. Die Erfahrung dieser Ohnmacht zieht auch Gefühle von Hoffnungslosig-keit oder Verzweiflung als Folgezustände nach sich.

Der Körper des Ohnmächtigen erzählt vom Schwinden der Kräf-te bis zu Kraftlosigkeit und bildet auch seelisches und geistiges Ge-schehen ab.

Das Gegenüber klinkt sich leicht in die existenzielle Ohnmacht mit ein oder erlebt das deutliche Bedürfnis (helfer-)aktiv zu wer-den. Insuffizienzgefühle des Helfers oder beider Seiten treten auf. Es scheint schwierig, in Anwesenheit eines existenziell ohnmächti-gen Menschen nicht in automatisches und damit unangemessenes Kräftemessen mit den die Ohnmacht bedingenden Verhältnissen zu verfallen.

Gemäß der Dynamik des Schwindens schwindet auch leicht die Atmungsaktivität des Leidenden. Existenziell Ohnmächtige nehmen sich unbewusst zurück.

Die Unterscheidung, ob die spontan entstehenden Helferimpulse sinnvollerweise direkt umgesetzt werden sollen oder ob es darum geht wahrzunehmen, dass es sich gerade um Ohnmacht handelt, die zunächst ausgehalten werden muss, ist wesentlich. Sie trägt dazu bei, eine hilfreiche Antwort zu finden.

Bewusstes Vertiefen des Atems (Zentrieren) unterstützt diesen Vorgang leiblich. Auszuhaltende Ohnmacht, die durch die Aktivität des Helfers überspielt wird, bedeutet eine tiefe Verletzung für den existenziell betroffenen Menschen. Sie führt nicht nur an ihm vorbei und lässt ihn unverstanden, sondern diese Aktivität beansprucht den (Atem-)Raum des anderen, den dieser sowieso nicht selbstverständlich zur Verfügung hat. Die Aktivitäten im falschen Moment treffen ein dünnhäutiges Wesen wie Pfeile ins Innerste. Auch Worte und Gesten und nicht nur Taten sind unter den gegebenen Umständen verletzende Pfeile.

Sinnvolle Helferaktivitäten dienen dem Ziel, zumindest kleinste Handlungsspielräume für den Betroffenen erlebbar zu machen. Oft geht es dabei um innere Prozesse wie das Aufsuchen von neuen Bedeutungen und Bewertungen. Sinnvolles Helferdasein besteht darin, den Leidenden in seiner Ohnmacht wahr- und anzunehmen.

Dazu ein Ausschnitt aus der Reflexion der Autorinnen:

D: Wir haben schon einmal angesprochen, dass der einzelne an Krebs erkrankte Mensch etwas sichtbar macht, was mit dem größeren Ganzen, nennen wir es Menschheit, Kollektiv, Feld oder Schöpfung, zu tun hat. Fällt dir am Beispiel existenzieller Ohnmacht etwas zur Wechselwirkung zwischen individuellem und kollektivem Geschehen ein?
B: Im einzelnen Ohnmächtigen begegnen die Mitmenschen einer größeren Ohnmacht, der existenziellen Verletzbarkeit und Verletztheit des Menschen und sogar der Erde. Daraus ergibt sich für »Gesunde« die Erkenntnis, dass die Verletzung und Ohnmacht des Krebsbetroffenen auch mit ihm zu tun hat, weil sie auch eine kollektive Verletzung und Ohnmacht ist.
Der Krebskranke selber hat mehr als genug damit zu tun, mit der eigenen Verletztheit und Ohnmacht zurechtzukommen. Für Nichtbetroffene ist die aushaltende und würdigende Begegnung mit dem

Betroffenen eine Erfahrung kollektiver Verletzbarkeit und Ohnmacht, die zu den Bedingungen des eigenen individuellen Lebens gehören. Wer ist schon darauf gefasst?

PANIK

Panik ist ein plötzlich hereinbrechender Zustand. Er fällt den Menschen an und ist Ausdruck subjektiver Erfahrung von Lebensbedrohung. Die betroffene Person atmet ineffektiv bis zur Empfindung des Erstickens. Sie kann weder klar denken noch sich klar orientieren oder äußern.

Körperlich ist das Angstzittern zum Schlottern gesteigert. Existenzielle Panik kann nächtelang dauern, Schlaflosigkeit und Unruhe mit sich bringen. Sie verbindet sich häufig mit dem existenziellen Gefühlszustand der Bodenlosigkeit.

Existenzielle Panik unterbricht Kontakte und Verbindungen und endet mitunter in Verzweiflung. In diesem Zustand ist die Aufnahme- und Verarbeitungsfähigkeit des betroffenen Menschen auf ein Minimum reduziert, während alle Sinne und die gesamte physische Ausstattung auf Hochtouren arbeiten.

Die Bewegung erinnert an einen um sein Leben flatternden Vogel, der entweder seine Flügel auf eine andere Art gebrauchen oder irgendwo landen muss, um dem heillosen Zustand zu entkommen. Das Flattern ist dabei Ausdruck größten Energieeinsatzes bei erlebter Abwesenheit jeden Zieles und Sinnes.

Diese Beschreibung zeigt unmittelbar, wie kräfteraubend und substanzverzehrend der Zustand existenzieller Panik ist. Wie ein atmosphärisches Schild betritt sie den Raum vor dem Betroffenen und geht nach ihm hinaus.

Das Gegenüber erlebt die existenzielle Panik als raumgreifend und fühlt sich unbewusst oft zu vorschneller und hektischer Aktivität veranlasst. Orientierung und damit Hilfe für den Betroffenen gibt jemand, der fast »unverrückbar in sich ruht«.

Die konstante feinfühlige Präsenz in Stimme, Blick, Berührung und Atmung vermittelt dem panischen Menschen, dass er in seinem Zustand angenommen und eingebunden ist. Verzweiflung, Niedergeschlagensein, Ohnmacht, Trauer oder Hoffnungslosigkeit können nachfolgende existenzielle Leidenszustände sein. Die therapeutische Arbeit nimmt sich dieser panikauslösenden Faktoren an.

Dazu Ausschnitte aus der Reflexion der Autorinnen:

Frau H., 39, ist seit 15 Jahren mit Herrn S., 47, verheiratet. Ihr Mann leidet an metastasierendem Lungenkrebs.

D: Frau H. wirkt nach einer langen Behandlungszeit ihres Mannes angespannt bis zum Äußersten und unter Druck. Sie kapselt sich ab. Die Beziehungen, die sie früher pflegte und die ihr wichtig waren, hat sie auf ein Minimum reduziert. Abgesehen von der Ungewissheit über den weiteren Krankheitsverlauf belastet sie zusätzlich die Verantwortung für ihre drei Kinder und die Pflege des Mannes.
B: Die Frau hat wahnsinnige Angst vor dem Alleinsein. Sie ist fast in Panik. Aus dieser Panik heraus ist sie überaktiv oder aktiv im falschen Moment. Da braucht sie Hilfe.

Ihr erstes Bedürfnis ist, sich mit ihrem Mann auszutauschen. Jede andere Vertrauensperson, die ihr eine Unterstützung sein könnte, nimmt sie in sich schnell als Konkurrenz für ihren Mann wahr. Das ist ein Problem. Sie möchte sich mit niemandem besser verstehen als mit ihrem Mann. Von daher käme ihr ein gemeinsamer Urlaub mit ihm sehr entgegen. Rund um die Uhr mit ihm zusammen zu sein, wäre derzeit eine gute Antwort auf ihre Panik.

Frau Z., 68, leidet an Bauchspeicheldrüsenkrebs im finalen Stadium und geht nach ärztlichem Ermessen dem Tod zu.

D: Frau Z. hatte vor einigen Tagen völlig überraschend alle Symptome einer Panikattacke im klinischen Sinne. Und kurz danach noch einmal eine. Als ich sie einige Stunden später besuchte, fand ich sie zusammengekrümmt, angespannt und mit dem Gesicht zur Wand im Bett liegen.

Meines Erachtens waren die Symptome der Panikattacken Ausdruck von Todesbedrohung und Todesangst. Was meinst du?

B: Es war eine reale Todesbedrohung. Bei beiden Attacken, speziell bei der ersten, gab es einen Moment, wo sie auch hätte sterben können. Das heißt, der Körper war schon bereit zu sterben. Das Aufhalten des Todes ist aus anderen Schichten gekommen. Das war keine Panikattacke im klinischen Sinne, sondern ein Todeseinbruch. Etwas in ihr hat gesagt: »Halt, warte noch, etwas muss noch geschehen.« Wie wenn sie sich noch einmal aufgelehnt hätte gegen den Tod, weil sie noch etwas erledigen wollte. Es war wie ein Kampf. Der Körper hat gesagt: »Jetzt sterbe ich«, und etwas anderes hat gesagt: »Du musst noch bleiben.«

Die zweite Panikattacke hatte einen etwas anderen Charakter. Diese war vor allem ein sehr intensives Erleben des Bedrohtseins mit einem eher versöhnlichen Ende, einer Bejahung.

DAS EMPFINDEN TIEFER SCHAM

Eine Krebserkrankung trifft den Menschen am Grunde seiner Existenz, dort wo er mit sich allein ist. Sie trifft ihn im »Zellkern« und bedroht seine Gestalt und sein Leben. Die Erfahrung, verletzbar und verwundbar geworden zu sein, beschämt den Menschen.

Scham bedeutet das Empfinden, in dem, was sich zeigt, nicht sein zu dürfen. Je wesentlicher oder schandbarer das, was versteckt bleiben muss, für die betroffene Person ist, desto stärker wirkt dieser existenzielle Gefühlszustand lebensvernichtend und existenzbedrohend.

Durch die eigenen Bewertungen des Widerfahrenen und die Bewertungen der anderen beginnt ein Prozess der Entfremdung. Der Betroffene sieht sich selbst plötzlich anders als zuvor und wird auch von der Außenwelt als Anderer wahrgenommen: der gewohnte identitätserhaltende Blick geht verloren und droht durch Unberechenbares ersetzt zu werden.

Der, der sich schämt, erlebt sich ausgeliefert und ist sich selbst fremd. Das Gefühl des Ausgeliefertseins kann die Form tiefen Schuldseins annehmen.

Diese Art des Schuldempfindens kann nicht moralisch erfasst und beseitigt werden. Es ist eine archaische Antwort auf den Verlust von Zugehörigkeit. Die gewohnte Resonanz durch Mitmenschen und sich selbst fällt in wesentlichen Bereichen weg und eröffnet ein Selbstbewusstseinsvakuum: derselbe innere Ort des Alleinseins, der bisher Zuflucht und Versteck war, bietet keinerlei Schutz mehr. Scham kann im seelischen Erleben dem entsprechen, was wir auf der körperlichen Ebene Verletzung nennen. Scham macht deutlich, dass der Wesenskern getroffen ist. Von kleinem Verschämtsein ist hier nicht die Rede.

Im existenziellen Gefühlszustand der Scham ist es kaum möglich, sich auf tiefen Blickkontakt einzulassen. Die Not des Versteckens bedingt weitere Isolation und weiteres Leiden.

Der krebsgetroffene Mensch erlebt sich in dieser Lage – erfahrbar sterblich geworden – seiner Daseinsberechtigung beraubt. Krebsgetroffene spiegeln uns gerade im Gefühlszustand der Scham unsere tödliche Verwundbarkeit wider.

Demgemäß zeigt das körperliche Erscheinungsbild Gesten des Versteckens. Auch die Stimme entfaltet sich nicht recht. Der Luft- und Raumverbrauch ist gering. Der sich Schämende ist atmosphärisch schwer zu orten.

Für das einfühlsame Gegenüber ist dieser Zustand ansteckend, er führt zu einer Verhaltenheit in Wort und Gebärden. Auch rumpelndes und polterndes Betragen kann eine reflektorische Antwort sein.

Hilfreich ist ein »absichtsloses« Gegenüber, das um die Abgründe der menschlichen Seele weiß und sich in der leiblichen Erfahrung des Geatmetwerdens immer von Neuem verankert. Die daraus erwachsenden Worte und Gebärden sowie die innerlich bewegte Präsenz ermutigen den Betroffenen zur Eigenresonanz, das heißt, erneut mit sich in Kontakt zu treten.

Die Begegnung mit einem Mitmenschen, der den Leidenden aufnimmt und annimmt, so wie er ist und mit dem, was sich zeigt, wird zur notwendigen Voraussetzung, sich in der leidvollen Erfahrung zunächst einmal ansatzweise zu bejahen.

Dazu ein Ausschnitt aus der Reflexion der Autorinnen:

Herr B., 52, leidet an metastasierendem Prostatakrebs. Er hat spät geheiratet. Seine Kinder sind noch klein und seine Frau wesentlich jünger als er. Vor wenigen Tagen erhielt er den Bescheid, dass er ab jetzt nicht mehr im Krankenstand ist, sondern Invaliditätspension bezieht.

D.: Die neuerliche Veränderung der Lebenssituation macht Herrn B. sehr zu schaffen. Er hatte sich bisher stark mit seinem Beruf identifiziert und war voller Einsatz. Die Suizidgedanken, die immer wieder kommen, bis hin zu technischen Details, was er tun würde, kamen im gestrigen Gespräch zutage.

Wir sind dem nachgegangen und haben herausgefunden, dass er sich übrig fühlt und schuldig, auch weil er nichts mehr leisten und seiner Frau »kein rechter Mann« mehr sein kann.

B.: Tatsächlich betrifft ganz wenig davon die Beziehung zu seiner Frau und dass er ihr etwas schuldig geblieben wäre. Das sind Dinge, über die sie reden können. Aber das, was an ihm außerdem nagt und frisst und ihn zum Selbstmord treibt – auch wenn diese Impulse nicht unausweichlich sind – das ist unter anderem eine Scham.

Es kommt aus dem Bild einer familiären Delegation, möglicherweise über mehrere Generationen, dass er etwas leisten muss und Leistung, um nicht zu sagen sehr gute Leistung, nicht schuldig bleiben darf. Das hat er übernommen und muss jetzt in der Krankheit daran scheitern. Diese Not ist mit Scham besetzt und mit ihr werden bloßgestellte Nöte der Eltern und Ahnen wach. Sein persönlicher Wesenskern ist unterdrückt.

Eine Hilfe für ihn wäre, sich an seine unverwechselbare Eigenschwingung, seinen lebendigen Wesenskern, zu erinnern. In dem Augenblick, in dem er diese Eigenschwingung spürt oder zumindest für möglich hält, kann er den Vorfahren das ihre lassen. Die Erfahrung seines lebendigen Wesenskerns vermittelt ihm, dass auch seine Eltern und Ahnen einen solchen haben.

Dem beschriebenen Geschehen liegt möglicherweise etwas Allgemeines zugrunde, nämlich dass eine Aktivierung der Eigenschwingung, des lebendigen Wesenskerns, existenzielle Scham mindert. Dies hilft manchen Menschen beim Umgang mit Krebs und seinen Folgen. Ich habe den Eindruck, wenn du das Gesagte mitvollziehst, dann kommt es bei Herrn B. an und erinnert ihn an seinen eigenen schwingenden Wesenskern.

D.: Ich würde gerne noch bei dieser »Eigenschwingung« bleiben. Mich beschäftigt, woran ich merke, dass ich »ausreichend eigenschwinge«.

B.: Dass ich ruhig die Augen öffnen und andere unverstellt anschauen kann, die Augen zumachen und mich mit mir wohl fühlen kann, dass mir mein Name, wenn ich ihn höre, als unverwechselbarer Klang erfahrbar wird, das heißt, ich höre den Namen, und gleichzeitig hat er keine Buchstaben und ist nicht mehr musikalisch beschreibbar, obwohl es ein Klang ist. Er breitet sich in mir aus und ist behaglich. Leiblich empfinde ich ein Zentrum, das so klar ist, dass ich es auf den Millimeter genau beschreiben und trotzdem nicht örtlich festmachen kann, das überall sein kann.

D.: Ich möchte noch einmal zurück zu den Schuldgefühlen von Herrn B., die ich angesichts der konkreten Verhältnisse gut nachempfinden kann. Trotzdem erscheinen sie mir wesentlich umfassender.

B.: In der jetzigen kulturellen Entwicklungsstufe unseres menschlichen Zusammenseins dienen Schuldgefühle bei einzelnen Menschen häufig dem Zweck, die Verbindung zu anderen zu halten. Über sie lässt sich gut kommunizieren.

Für jemanden wie Herrn B., der sich möglicherweise in einem Schamfeld befindet, ist es ganz wesentlich, Kontakt zu anderen zu halten. Schuldgefühle und die Kommunikation darüber ermöglichen eine Minimalversorgung an Kontakt und Austausch in den mitmenschlichen Beziehungen.

Wenn jemand in der Beratungssituation Schuldgefühle thematisiert, ist es gut, um diese Verhältnisse zu wissen. Es geht um die Zellatmung für den Lebenskern des Menschen. Wenn sich die Scham, die über Schuldgefühle zu Worte kommt, wandelt, kann dies zur Wiederherstellung der Zell- und Wesensatmung beitragen.

Bildlich gesprochen kann das menschliche Wesen eine Weile mit einem Minimum an »Sauerstoff« dahinvegetieren. Kommunikation über Schuldgefühle sorgt währenddessen dafür, dass der Wesenskern minimal »Sauerstoff« erhält und dadurch indirekt belebt wird.

Es gibt noch viele andere Dinge, über die man ihn beleben kann, wie beispielsweise Freude. Freudige Ereignisse beleben sehr stark, auch einen Wesenskern, der sich schämt. Wieder im Bild gesprochen, sind sie eine gute »Sauerstoffzufuhr«.

Das Thematisieren von Schuldgefühlen bei Krebsbetroffenen – und dies kommt häufig vor – kann die beschriebene Funktion haben. So gesehen heißt das: Für das besagte Wesen gibt es im Augenblick keine bessere oder nicht ausreichende Möglichkeiten zu mehr Lebensatem zu kommen.

D.: Mich beschäftigt, ob Schuld- und Schamgefühle immer in Zusammenhang stehen.

B.: Ein interessanter Gesichtspunkt ... ich glaube, dass Schuldgefühle immer etwas im Untergrund haben, das die Wesensatmung, die Eigenschwingung beeinträchtigt. Ob das immer Scham ist, trau ich mich jetzt nicht zu sagen. Ich weiß nicht, was es da sonst noch gibt. Doch kenne ich nichts Versteckteres als Scham. Und ich glaube auch nicht, dass alle Menschen im Zustand existenzieller Scham Schuldgefühle artikulieren.

EXISTENZIELLE SCHMERZERFAHRUNG

Existenzieller Schmerz als Grenzerlebnis fordert in besonderem Maße die Bereitstellung aller zur Verfügung stehenden Ressourcen und Kompetenzen der unmittelbar Beteiligten und der Umgebung.

Obwohl existenzieller Schmerz definitionsgemäß den ganzen Menschen erfasst, nämlich die körperliche, seelische, geistige, spirituelle und soziale Dimension, kann er spezifische Auslöser haben.

Hier ist zum Beispiel an ein Verlusterlebnis oder körperliches Geschehen zu denken, das sich durch weitere Belastungen verstärken kann.

Existenzieller Schmerz beansprucht und besetzt alle Sinne des Betroffenen und wirft ihn auf sich selbst zurück. Jede Freiheit, auf die Umgebung oder andere Menschen und Verhältnisse zu reagieren, ist genommen. Gleichzeitig sind ein oder mehrere Sinne auf Alarmfunktion geschaltet und registrieren kleinste Reize. Dies bedeutet einerseits Einschränkung und andererseits Übersensibilisierung und damit eine veränderte Wahrnehmung.

Schmerz lässt »zusammenziehen« auf körperlicher, seelischer und geistiger Ebene und wirkt im Innen (beispielsweise als Verkrampfung, Verstummen, Zerstörung) und Außen (wie Schreien, Genervtsein, Aggression) der Betroffenen. Die Möglichkeit, voll und selbstverständlich zu atmen, kommt abhanden. Die körperlichen, seelischen und geistigen Kraftreserven erschöpfen sich. Die Entwicklung des Schmerzgeschehens in all seinen Faktoren und Auswirkungen lässt an eine Spirale mit ständig neuen Windungen denken.

Existenzielle Schmerzzustände rufen weitere existenzielle Leidenszustände hervor und verstärken sich wechselwirkend mit diesen. Existenzielle Hoffnungslosigkeit, Verlorensein, Niederge-schlagensein, Ohnmacht, Angst, Trauer, Einsamkeit, Verzweiflung und Müdigkeit erfassen den unmittelbar Betroffenen zusätzlich, ebenso Angehörige und Helfer.

Diese Begleitzustände bestimmen auch die Atmosphäre im Raum. Das hilfreiche Gegenüber ist gefordert, den umfassenden Schmerz des Mitmenschen aufzunehmen, zu ertragen und mitzu-tragen. Es muss in sich ruhen, damit der Leidende den Schmerz zu zeigen wagt, soweit er überhaupt die Wahl hat. Jeder Versuch, sich selbst im Ausdruck des Schmerzes aus Sorge oder Angst zu-rückzunehmen, verstärkt existenziellen Schmerz. Selbstverständlich kommt gerade bei Krebspatienten kompetenter klinischer Schmerz-behandlung eine hervorragende Stellung zu.

Dazu Ausschnitte aus der Reflexion der Autorinnen:

> **Herr P., 51**, ist Familienvater und an metastasierendem Blasen-krebs erkrankt.

D: Herr P. leidet unter starken Schmerzen, deren Ursachen aus me-dizinischer Sicht derzeit nicht eindeutig festgestellt werden können. Bei der Entlassung aus dem Krankenhaus hörte er: »Es ist jetzt nichts gefunden worden.« Diese ungeklärten Schmerzen sind für den Patienten und wohl auch für seine Angehörigen eine ungeheure Belastung und bewirken zusätzlichen Stress und Anspannung.
B: Herr P. braucht die Erlaubnis, sich fallen lassen zu dürfen. Bei mir ist der Satz da: »Wenn ich keinen Halt mehr habe, dann muss ich mich einfach fallen lassen. Dann müssen andere mich halten.«

Dem nachzugeben und sich fallen zu lassen scheint für ihn eine große Herausforderung zu sein.
D: Ich habe den Eindruck, dass es ihm jetzt gerade nicht möglich ist, sich fallen zu lassen.

B: Er hat die innere Erlaubnis noch nicht. Die Frage ist, was würde ihm diese geben? Er müsste eine Ahnung davon bekommen, welchen ungeheuren Wert er für seine Frau und seine Kinder hat unabhängig von jeder Leistung. Am ehesten könnte dies ein Außenstehender vorsichtig vermitteln.

Seine Frau ist innerlich bereit, für ihn alles mögliche zu tun, und wartet eigentlich darauf, dass er sich mehr fallen lässt. Sie ist ihm ein Gegenüber, bei dem er seinen Wert unabhängig von Leistung erfahren könnte.

Frau M., 62, hat zwei erwachsene Kinder und ist seit einigen Jahren verwitwet. Vor drei Jahren erhielt sie die Diagnose Brustkrebs und befindet sich jetzt in somatischer Remission.

D: Die Krebserkrankung steht nicht im Vordergrund des Leidens von Frau M. Deshalb kann sie sich nicht recht erklären, was mit ihr los ist. Sie spürt, dass sie nicht mehr »die Alte« ist. Oft ist ihr zum Weinen zumute. Was ihr früher Freude bereitete, hat an Wert verloren. Ihr Herz ist schwer. Ihre Ehe war konfliktreich und von der Großfamilie überlagert. Neuerdings lebt sie allein, da auch die zweite Tochter das Haus verlassen hat.

B: Frau M. ist stark mit sich konfrontiert und merkt, dass sie noch an anderem leidet, als sie bisher gemeint hat.

Sie leidet nämlich nicht nur an den unmittelbaren Kränkungen durch den Mann oder seinen Tod. Sie leidet auch an dem, was ungelebt geblieben ist in der Ehe. Und sie ahnt, dass es in ihr noch eine tiefere Schicht des Leidens gibt. Sie braucht die erlösende Frage: »Woran leidest du?«

Und diese Frage muss sie sich selber stellen. Wenn du oder jemand anderes sie fragt, käme schnell eine fertige Antwort aus dem Bereich des Gewohnten, und sie würde sich dabei innerlich verschließen.

D: Ich suche nach einem Weg, diese Frage zu ihrem eigenen Anliegen werden zu lassen.

B: Du könntest ihr eine Geschichte erzählen, ein Märchen von einem menschlichen Wesen, das sich selber fragt: »Woran leidest du?«.

Die Geschichte von einem kleinen Mädchen, das in einer Höhle lebt und immer wieder herauskommt und im Dorf spazieren geht. Den Menschen im Dorf fällt auf, dass es immer so strahlt und glücklich ist. Und dann geht es darum, was das Geheimnis dieses Glückes ist. Also wird die Schnecke beauftragt, das auszukundschaften. Sie kriecht in die Höhle und hört zu. Und sie hört, und meint zuerst, es seien zwei Personen im Raum. Als sie dann aber ganz hineinkriecht und genau schaut, sieht sie, dass in Wirklichkeit nur das Mädchen da ist, und wie das Mädchen von einem Sitz auf den anderen geht und mit sich selber redet. Und sie sieht, dass es ganz innig und ernst zum leeren Platz gegenüber sagt: »(Vorname), woran leidest du?« Als nächstes setzt sich das Mädchen auf den anderen Platz und hat ganz furchtbare Schmerzen und sagt Dinge, die der Schnecke fast den Schleim verschlagen. Sie kann fast nicht mehr hinauskriechen vor lauter Schrecken. Als sie noch einmal zurückschaut, sieht sie, dass das Mädchen – wieder auf dem anderen Sitz – einfach nur zuhört. Die Schnecke kommt noch öfter, weil sie nicht glauben kann, dass das alles ist, was sich in der Höhle abspielt. Aber sie entdeckt immer wieder, dass das Mädchen mit offenem Herzen und offenem Gesicht fragt: »(Vorname), woran leidest du?« und dann zuhört. Dann hört sich das Mädchen ganz wilde Sachen an. Und wenn es fertig ist, geht es im Dorf spazieren.

Frau S., 46, hat vor Kurzem ihren Mann, Herrn. H., 52, verloren. Er verstarb an Darmkrebs und seinen Folgen.

D: Frau S. ist mit der Geschichte ihrer Ehe in ungewöhnlichem Maß beschäftigt. Ihre Situation bewegt mich. Sie wirkt untröstlich.

B: In ihr sind Schreie des Schmerzes und der Enttäuschung darüber, dass sie ihren Mann zeitlebens nicht wirklich erreichen konnte. Der Wunsch und die Sehnsucht nach einer seelischen Verbindung sind ganz stark da gewesen. Und diese kam nicht zum Leben. Das ist jetzt ein riesiger Schmerz.

Nach dem Schmerz kommt die Trauer, wie eine Lösung. Zuerst kommt der Schrei und dann kommen die Tränen.

Frau L., 32, lebt als Alleinerzieherin eines Schulkindes und leidet an metastasierendem Brustkrebs.

D: Frau L. scheint sehr belastet. Sie hat ihrem Kind versprochen, nicht zu sterben und erlebt nun das unerbittliche Fortschreiten der Erkrankung und ahnt, dass sie dieses Versprechen vielleicht nicht einhalten kann. Ihre Kräfte lassen nach, die Müdigkeit nimmt zu.
B: Sie hat Mühe, »in der Bahn zu bleiben«, erlebt sich hin- und hergeworfen in ständig steigendem Tempo. Dabei ist wenig Platz für ihr Kind oder sonst jemanden. Sie ist ganz gefordert, in der Bahn zu bleiben. Gleichzeitig nimmt sie wahr, dass sie für ihr Kind nicht da sein kann, wie es das Kind vom Alter her brauchen würde. Das ist ein großer Schmerz, der sie begleitet: Das Kind und seine Bedürfnisse wahrzunehmen und trotzdem nicht anders zu können.

Herr T., 56, leidet an metastasierendem Lungenkrebs im fortgeschrittenen Stadium.

D: Gerade habe ich Herrn T. im Krankenhaus besucht. Es fiel mir schwer, ihn in seinem Schmerz zu lassen, in dem er schon längere Zeit ist, und zu gehen. Er wirkt zusammengezogen, verlassen und verloren. Sein Zustand geht mir nach. Ich hätte gerne etwas für ihn getan.

B: Was bei mir ankommt, ist Dein Mitgefühl. Nicht Mitleid, sondern Mitgefühl. Den Schmerz des Herrn T. nehme ich wie Zerrissenwerden und Verzehrtwerden durch wilde Tiere wahr, Schrecken angesichts der Augen der wilden Tiere, Schrecken über das, was es noch gibt im Dunkel und was aus dem Dunkel alles herauskommt, dem Dunkel, dem er sich nicht einfach anvertrauen kann und darf.

Er kann sich nicht damit verbinden, sonst ist er fort. Er muss sich behaupten, muss mit sich kämpfen, muss kämpfen gegen das Dunkel, das ihn bedroht, die bedrohlichen Augen, die bedrohlichen Krallen. Er gibt nicht nach und das Halten ist ein einziger Schmerz. Er bekommt das Leben nur noch mit Schmerz, das ist die Empfindung.

Die Alternative ist Nichtsein, Ausgelöschtsein, nicht in Frieden sein.

Schmerz braucht Mitgefühl, kein Mitleid.

IM ZUSTAND VON SCHOCK

Bekannte Schockauslöser im Zusammenhang mit Krebserkrankungen sind Diagnosemitteilung, Entdecken einschlägiger Krankheitszeichen, einzelne Behandlungsmaßnahmen und deren Folgen, und Verlusterlebnisse aller Art, wie der Lebensperspektive, der körperlichen Gestalt, von gewohnten Beziehungen, tragenden Werten oder Körperfunktionen.

Grundsätzlich unterscheiden sich die Neuroimmunophysiologie und das subjektive Erleben eines Schocks im Rahmen einer solchen lebensbedrohlichen Erkrankung nicht von Schockreaktionen auf andere Ereignisse. Die Tatsache, dass existenzielle Schockerfahrungen starke subjektive Momente enthalten können, die von äußeren Beobachtungen und Verhältnissen nicht ohne Weiteres ablesbar sind, verdient im Krebsumfeld besondere Beachtung.

Der akute Schock stellt eine Unterbrechung des Lebensflusses, des Informations- und Verknüpfungsgeschehens, dar. Er geht deshalb oft mit Teilamnesien einher, die die entscheidenden inneren und äußeren Ereignisse betreffen. Er dient dem momentanen körperlichen und seelischen Überleben und stellt somit eine Schutzreaktion dar. Die Lebensfunktionen inklusive der kognitiven Fähigkeiten werden auf ein Minimum reduziert und konzentriert.

Schockzustände setzen plötzlich ein und haben einen klaren inneren oder äußeren Auslöser. Sie klingen jedoch oft nur langsam und stufenweise, manchmal nie mehr zur Gänze ab. Die gewohnte Identität ist im Schock nur teilweise zugänglich. Hierbei sei auf die klinische Kategorie der posttraumatischen Belastungsstörungen verwiesen.

Die Begleitung eines existenziell geschockten Menschen erfordert besonderes Feingefühl und eine wachsame Präsenz.

Wohldosiertes Setzen von Stimm- und Berührungsreizen (manchmal auch zusätzlichen medizinischen Maßnahmen) kann die Wiederanknüpfung innerlich und äußerlich ermöglichen.

Bei folgenden Zeichen sollte das Gegenüber an einen existenziellen Schockzustand denken: Ein Patient oder Angehöriger reagiert kaum oder nicht mehr auf ihm wichtige Menschen und Anliegen. Zwischen emotionaler Beteiligung und Bedeutung besprochener Inhalte besteht eine Diskrepanz. Das Gespräch zieht an der betroffenen zuhörenden Person vorbei. Sie stellt keine Fragen und nimmt keinen Einfluss auf Entscheidungsprozesse. Relevante Information wird nicht aufgenommen oder verarbeitet.

Wenn ein existenzieller Schockzustand von Verantwortlichen in der Behandlung nicht erkannt wird, kann das schwerwiegende Konsequenzen nicht nur für die Betroffenen haben. Unter Umständen werden Behandlungswege eingeschlagen, mit denen die Betroffenen nach Rückkehr aus dem Schock nicht einverstanden sind oder die sie nicht nachvollziehen können.

Dies erschwert oder verhindert das Zusammenwirken von Betroffenen und Helfern. Das Vertrauensverhältnis und die weitere Kommunikation sind empfindlich gestört. Und das trifft gerade zu einem Zeitpunkt ein, an dem die Betroffenen in besonderem Maße auf tragfähige Verhältnisse angewiesen sind.

Dazu Ausschnitte aus der Reflexion der Autorinnen:

Frau E., 45, leidet an Lymphdrüsenkrebs.

D: Frau E. wurde nach langjähriger schwieriger Ehe konfliktreich geschieden. In der Folge musste sie das Haus, das ihr Heimat bedeutete und an dem sie sehr hing, verlassen und für den Verkauf freigeben. Ein weiterer Schicksalsschlag kam hinzu, als sie erfuhr, dass ihre begabte studierende Tochter in Drogenkreise geraten war.

Die Diagnose der Krebserkrankung trifft sie genau zu der Zeit, als sie meint, sich langsam zu erholen. Die Behandlung fordert sie nun bis an die Grenze der Kraft. In der Begegnung ist sie für mich nicht erreichbar und meine Kontaktimpulse als Gegenüber scheinen ins Leere zu gehen.

B: Sie ist im Zustand des Schocks und weg von sich, wie wenn es ihr zu viel wäre, noch ganz im Körper zu sein oder sich gar dort zu Hause zu fühlen. Es ist, wie wenn die Seele sich weitgehend verabschiedet hätte. Das hat mit vielfältigen Schocks zu tun.

Im Moment sieht sie sich nicht in der Lage, irgendjemanden um etwas zu bitten. Sie kann nicht den geringsten Hilfsappell aussenden. Sie scheint auch überempfindlich gegen sämtliche Reize, sodass sie gleich noch mehr verschwindet, wenn man sich ihr etwas zu laut anbietet. Es ist, wie wenn die Seele an einem seidenen Faden hängt und damit auch die Kooperationsbereitschaft. Sie lässt die Behandlung über sich ergehen, ist aber nicht wirklich dabei.

D: Gleichzeitig ist sie sehr unter Druck, weil sie die notwendige Chemotherapie durchstehen sollte.

B: Es ist nicht so, dass die schlimmen Ereignisse im Rahmen von Erkrankung und Behandlung die ersten Schockerfahrungen in ihrem Leben sind. Das ist vielleicht wichtig, um sie und ihre aktuellen Reaktionen zu begreifen. Die Chemotherapie steht – für sie unbewusst – auch für viele andere persönlich erschreckende Erfahrungen.

Frau O., ist verheiratet mit Herrn Z., 64, der an Prostatakrebs erkrankt ist.

D: Frau O. kommt seit einigen Monaten zu mir. Derzeit ist sie ratlos, weil sie ihrem Mann in der schweren Zeit gerne beistehen möchte. Manchmal ist er in sich versunken und gibt keinerlei Anhaltspunkte, was ihm helfen könnte. Manchmal ist er einfach aggressiv. Sie fragt sich, ob sie wohl etwas falsch macht.

B: Wenn er »wegtritt«, ist er im Schock. Wenn er schwierig ist und aufmüpfig, hat er unangenehme Gefühle, aber es sind Lebenszeichen. Die Frau muss gefasst darauf sein, dass viel Verzweiflung aus ihm herausbricht und viele Fragen und Vorwürfe – auch von früher – kommen können. Vielleicht kannst du ihr vermitteln, dass dann die Auseinandersetzung mit dem Leben läuft und sie das nicht immer persönlich nehmen darf.

Frau H., 67, leidet an Magenkrebs im terminalen Stadium und ist mit Herrn A., 68, seit über 40 Jahren verheiratet.

D: Frau H. geht nach menschlichem Ermessen auf den Tod zu. Ihr Mann, den ich gemeinsam mit seiner Frau schon einige Monate begleitet hatte, rief mich voller Sorge um seine Frau an, da sie ihm plötzlich »wie nicht mehr da« schien. Bei meinem Besuch wirkte sie geschockt.

B: Ein innerer Vorgang spielt eine Rolle. Sie scheint eine nicht mit ihr in Zusammenhang stehende Szene in ihrer Nähe erlebt zu haben, vielleicht einen Blickwechsel oder Worte, die andere ausgetauscht haben. Sie war dabei und hat erfahren, dass sie überhaupt keine Rolle spielt. Dieser schockierende Augenblick war für sie wie eine Vorwegnahme des Todes, des Nicht-mehr-da-Seins. Dadurch noch dünnhäutiger geworden, hat sie den Gefühlszustand einer Bettnachbarin übernommen.

In Grenzsituationen besteht eine große Labilität der Betroffenen, die aufnahmebereit macht für die Gefühlszustände in räumlicher Nähe befindlicher Personen.

Frau T., 54, wurde nach der Diagnose Eierstockkrebs behandelt und befindet sich in somatischer Remission: »Die Diagnose war ein solcher Schock für mich! Da hätte man entscheiden können, man haut mir den Kopf ab. Ich hätte mich nicht gewehrt.«

TIEFE TRAUER

Existenzielle Trauer ist nicht zu verwechseln mit trauriger Gestimmtheit. Existenzielle Trauer ist Ausdruck von unwiederbringlichem Verlust, beispielsweise von Gesundheit, Organen und Körperfunktionen, von Autonomie und Unabhängigkeit, von Leben, nahen Menschen, Lebenszeit und Zukunft, von Lebensräumen, Leistungsfähigkeit, Schönheit und Bewegungsfreiheit, Lebensstandard, Vertrauen und Werten.

Existenzielle Trauer erscheint dem Gegenüber als Atmosphäre und in Gebärden, lange vor oder begleitend zu den entsprechenden Worten.

Die Atmosphäre, die diesen Zustand begleitet, drängt sich nicht auf, füllt trotzdem den Raum und wirkt damit auf die Anwesenden. Leibliche Ausdrucksformen des von existenzieller Trauer getroffenen Menschen sind Zusammensinken bis Zusammenkauern, hängende Schultern, schleppender Gang, Gebeugtsein, gesenkter Blick. Der Ausdruck existenzieller Trauer reicht vom stillen Rückzug bis zum lauten Aufschluchzen.

Dem kann sich das Gegenüber in der Begegnung nicht entziehen, es kommt zu vielfältigen, oft nicht als solche ins Bewusstsein dringenden persönlichen Reaktionen. Der andere wird gern davon angesteckt und gerät womöglich selbst in Rückzug oder erfährt am eigenen Leibe Trauerreaktionen. Oder er widersetzt sich der ihn ergreifenden Trauer durch persönliche Abwehrmuster, die von fröhlichem Getue bis zu Aggression reichen können.

Ein existenziell Trauernder braucht als Hilfe in erster Linie Beistand, jemanden oder mehrere, die bei ihm bleiben, sein Schicksal wahrnehmen und bezeugend aushalten. Wegen der raumfüllenden

Trauerwellen müssen die Beistehenden selbst gut geerdet bleiben. Idealerweise entsteht in dieser Begegnung ein unsichtbares Gefäß, das die Trauer aufnimmt und Ausdruck und Lösung ermöglicht.

Solches Begleiten setzt Respekt vor dem Schicksal des anderen Menschen voraus, verträgt kein Machen- oder Ändern-Wollen, und erwächst aus echtem Mitgefühl, nicht Mitleid.

Dazu Ausschnitte aus der Reflexion der Autorinnen:

> **Frau I., 40**, hat vor kurzem ihren Mann, Herrn M., 45, verloren, der an den Folgen von metastasierendem Darmkrebs starb. Für Frau I. war es selbstverständlich, auch in Zeiten der Krankheit an der Seite des Gatten zu bleiben.

D: Seit dem Tod ihres Mannes fühlte sich Frau I. zerbrochen und litt schwer. In ihr wiederholten sich ständig die Bilder von seinem Sterben. Das beunruhigte sie sehr.

Ich möchte gerne mit dir zurückgehen und die Bedeutung der Bilder und deren ständige Wiederholung besser verstehen.
B: Das war wohl Teil der Trauerarbeit. So gesehen war sie in dem Augenblick, in dem sie diese Bilder gehabt hat, wieder in der Zeit, in der ihr Mann noch gelebt hat. Zum einen ist sie unbewusst dort verharrt, um die Trauer besser zu dosieren. Zum anderen fand darin die tiefe, vor allem auch körperliche Verbundenheit zwischen diesen beiden Menschen ihren Ausdruck.

Für Frau I. war es, wie wenn sie sich selber sieht in diesem Sterben, wie wenn sie beide ein Leib wären. Das Sterben ihres Mannes war ein Teil von ihr und der musste in ihrem lebenden Körper Platz finden. Sie hat nicht nur den Mann beim Sterben gesehen, sondern in den Sterbeszenen ist das ganze gemeinsame Leben immer wieder mitgelaufen. Das ist ihr wahrscheinlich nie oder kaum bewusst geworden, weil das blitzschnell gegangen ist. Nicht nur das Sterben, sondern der ganze Lebensfilm wurden immer wieder aktiviert. Sie hat Zeit gebraucht, um mit den Gefühlen und all dem, was die Wiederholungen bei ihr ausgelöst haben, zurande zu kommen.

Die große Überschrift ist Trauerarbeit. Es geht darum, vertraut zu werden mit dem Neuen, sich selber wieder zu finden und sich zu erkennen als ein Körper, der noch lebt, ein Leib, der noch lebt, ein eigener Leib. Dass die Betroffene sich wieder als Individuum abgrenzen kann, feststellt und erlebt: das bin ja jetzt ich, das ist nicht mehr mein Mann. Und das sind auch nicht mehr wir gemeinsam, und das ist nichts, was er auslöst, sondern das bin ich. Wie wenn sie immer wieder einen Schritt auf einem neuen Boden machen würde und einen Fußabdruck hinterlässt. Jeder Fußabdruck macht ihr von Neuem klar, dass sie eine eigene Person ist, die jetzt unabhängig lebt. Es ist ein neues Verankern als Individuum. Jedes Mal, wenn sie konkrete Gefühle durchlebt, weiß sie: »das sind Gefühle, also bin ich«.

D: Für mich als Gegenüber bedeutet das mitgehen, bestätigen, Resonanz geben für den neuen Raum ...

B: ... die neuen Empfindungen, auch wenn sie sich inhaltlich auf den verstorbenen Partner beziehen. Wie bei einem sehr kleinen Kind, wo man mit jeder Freude und jedem Schmerz mitgeht und ihm Echo gibt — damit es weiß, wer es ist.

So ein ein- bis zweijähriges Kind hat mit vielen verschiedenen Gefühlsregungen zu tun und lernt dadurch den eigenen Körper und die eigenen Erlebensmöglichkeiten kennen und entwickelt mit jedem Erlebnis eine immer ausgeformtere Identität.

D: Als Begleiterin habe ich im Zusammenhang mit solchen wiederkehrenden Bildern oft den Eindruck, dass der Prozess einmal im Fluss ist und dann wieder ins Stocken gerät.

B: Das Stocken ist bis zu einem gewissen Grad phasenweise normal und gehört zum Trauerprozess. Es sollte nicht chronisch werden. Wenn sich der innere Film oder das innere Bild einer Person überhaupt nicht ändert, wenn es immer gleich ist oder immer gleich getönt, wenn sich keine Qualität verändert, stockt der Prozess. Das Bewusstsein kann keinen neuen Impuls in das Bild mehr hineinbringen, es erstarrt und weicht nicht. Daraus ergibt sich die Anweisung an das Gegenüber, in irgendeiner Weise zu versuchen, das Bild in Bewegung zu bringen, die Eigenschaften zu verändern, zum Beispiel die Farbe.

Da so ein Bild der verdichtete Ausdruck von Affekten ist, werden mit dem geänderten Bild die Affekte der Bearbeitung und einem Austausch in der Beziehung zugänglich.

D: Ich denke jetzt an das Bild, dass der sterbende Angehörige zu atmen aufhört.

B: Ich kann schauen, ob im Bild der Atemstrom sichtbar wird und diesen verfolgen, beispielsweise mit Farben. Ich kann eine andere Farbtönung hineinbringen, indem ich frage: »Was für ein Licht war in dem Augenblick, als die Person aufhörte zu atmen, im Raum?« Damit lenke ich die Aufmerksamkeit auf das Licht. »War das Licht im Raum die ganze Zeit so beschaffen oder nur in diesem Moment? War der Raum in der Erinnerung auch einmal in ein anderes Licht getaucht?« Dann kann ich versuchen, die Atemluft des geliebten Menschen im Bild einzufärben, und darauf achten, ob die Farbtönung des Atems sich im Augenblick des Atemstillstands verändert hat. Zusätzlich kann ich mir Rechenschaft geben, in welcher Tönung, Stimmungs- und Farbtönung, ich mich selber in diesem Augenblick befunden habe. Es ist ziemlich sicher, dass sich die Tönung an dieser Schnittstelle bei bewusster Wahrnehmung ändert.

Und hier ist die Chance, das Ganze in Bewegung zu bringen. Ich habe zwei Tönungen, zwischen denen ich wechseln kann, und das jeweils in der Selbst- und in der Fremdwahrnehmung.

Frau B., 55, wurde aufgrund der Diagnose Brustkrebs behandelt und befindet sich in somatischer Remission.

D: Die Patientin hat gerade den Antrag auf Pension gestellt. Sie kommt sich zunehmend nutzlos vor. Schon die Mitteilung ihrer Diagnose und das Kranksein überhaupt waren für sie außerordentlich schlimm und haben sie aus der Bahn geworfen. Sie hatte sich alles ganz anders vorgestellt. Wenn sie heute spricht, breitet sich im Raum die Atmosphäre tiefer Trauer aus, obwohl es äußerlich wieder aufwärts geht.

B: Die äußeren Veränderungen sind hart, sehr hart für sie, aber sie sind handhabbar. Das ist ihr bewusst, und sie kann Lösungen finden. Dahinter steht, dass ihr so deutlich und in einer neuen Dimension klar wird, dass es ein Ende gibt. Und das kommt nicht vom Körper. Dort ist keine Begrenzung wahrnehmbar, die das nahelegt.

Tiefe Trauer rückt ins Zentrum. Vielleicht ist gerade jetzt, wo sich der Körper erholt, Lebensbilanz angesagt. Die Bilanz heißt nicht: Ich sterbe jetzt und mache Bilanz, damit ich besser sterben kann. Sondern gerade, weil sie sich erholt, schaut sie auf das, was auf der Strecke geblieben ist und das verabschiedet werden muss. Dann ist es vielleicht möglich, für die verbleibende Zeit noch einen neuen Lebensinhalt zu finden.

Aber ich glaube, das geht erst, wenn sie wirklich tief getrauert hat über all das, was nicht möglich war. Es ist der Abschied von einem auch unerfüllten Leben. Im Arbeitsbereich war es sehr erfüllt und auch in Ordnung, aber in vielen anderen Bereichen war es unerfüllt. Gerade jetzt, wo die physische Kraft zunimmt, ist Raum dafür zu trauern.

D: Mir scheint es wichtig, sie in ihrer Trauer zu unterstützen ...

B: ... ihre Trauer annehmen, auf keinen Fall dämpfen, schmälern, beschwichtigen, sondern die Trauer in der Form, wie sie kommt, in aller Größe stehen lassen. Vielleicht auch schweigen dazu. Resonanz geben auf die Trauer, schweigende Resonanz und redende Resonanz, dass sie wirklich Platz bekommt, Worte bekommt und Schweigen bekommt.

ABWEHR UND TROTZ

Im existenziellen Zustand des Trotzens werden wesentliche körperliche, seelische und geistige Impulse aus Überforderung und im Dienste des momentanen Überlebens nicht zum Ausdruck gebracht.

Dies führt zu einer Beeinträchtigung oder Unterbrechung des Gedanken-, Gefühls- und Bewegungsflusses. Stockung, Verhärtung, Schmerz und Fixierung auf allen Ebenen sind mögliche Folgen und Ausdruck eingeschränkter Wahrnehmungs-, Anpassungs- und Verarbeitungsfähigkeit. Abbrechen von Beziehungen, Entscheidungsprozessen oder geplanten Handlungen sowie Selbstisolierung und Reaktionen mit Ventileffekt, Zorn- oder Weinausbrüche bei nebensächlichen Anlässen kommen vor.

Das körperliche Erscheinungsbild zeigt die unterdrückte Erregung. Anspannung und Verspannungen kennzeichnen Haltung und Bewegungen. Die Atmosphäre ist geladen. Das Gegenüber kann sowohl furchtsam und vorsichtig mit seinen Äußerungen werden, wie auch Zorn und Erregung bis zum Handlungsimpuls erleben oder selber Trotz verspüren. Dies kann beispielsweise bis zum Abweisen des Trotzenden führen, welches dann ein Agieren in unbewusster Gegenübertragung darstellt. Auch Hilflosigkeit beim Angehörigen oder Helfer kann vorkommen.

Die Begleitung des existenziell Trotzenden besteht zunächst darin, einen gewährenden Raum zur Verfügung zu stellen, in dem der Betroffene die Erlaubnis hat zu zeigen, wie ihm zumute ist und er dabei nicht bewertet wird. Gerade der Zustand existenziellen Trotzens kann nur unter Aktivierung des freien Willens der betroffenen Person überwunden werden. Die Rekonstruktion der Auslösebedingungen ist ein Schlüssel zum Auffinden alternativer Gedankengebäude, Gefühlsregungen und Handlungsmöglichkeiten.

Dazu ein Ausschnitt aus der Reflexion der Autorinnen:

Frau A., 36, mit Diagnose und Behandlung von Leukämie, befindet sich in somatischer Remission.

D: Frau A. ist unglücklich über ständige Missverständnisse in der Ehe und mangelnde Verständigung mit ihrem Mann, weicht aber zum Beispiel nicht davon ab, dass der Mann das Gespräch unter allen Umständen zu beginnen habe. Sie wirkt im Kontakt mit mir verhalten und untergründig gebremst, was bei mir manchmal trotz vieler möglicher psychotherapeutischer Ansätze Hilflosigkeit auslöst.

B: Sicher ist es wichtig für sie zu lernen, in einen befriedigenden Austausch mit ihrem Mann zu kommen. Dabei geht es durchaus um handfeste Kommunikationsregeln. Ihrem Selbstwert käme es zugute, wenn sie neue Daseinsmöglichkeiten mit anderen Menschen kennenlernt.

Da ist aber noch etwas anderes, das ihr im Moment nicht zugänglich ist: Sie ist so beleidigt auf das Leben, so trotzig, und das hat nichts mit der Krankheit zu tun. Das ist uralt. Ziemlich früh in ihrer Biographie hat sie aus Überforderung unbewusst Beschlüsse gefasst, die sie heute in ihren Reaktionsmöglichkeiten sehr einschränken. Durch die Erkrankung ausgelöst kommen noch weitere Anforderungen dazu.

DAS VERLORENSEIN

Existenzielles Verlorensein bedeutet einen einschneidenden Mangel an wesentlichen Verbindungen und Anbindungen zum sozialen Gefüge und der ganzen erlebten Welt. Kälte und Leere füllen den Raum und das Erleben.

Existenzielles Verlorensein verbindet sich häufig mit den existenziellen Gefühlszuständen der Einsamkeit und des Verlassenseins. Dem Betroffenen sind Geborgenheit und Vertrauen nicht mehr zugänglich. Die Fähigkeit zur Vernetzung ist abhanden gekommen. Die leblosen sichtbaren Bewegungen und sprachlichen Äußerungen bleiben beziehungslos. Der Leidende wirkt und lebt erloschen, als sei er vergessen worden. Seine Wahrnehmung von Verhältnissen, Beziehungen und Wirkungsfeldern ist eingeschränkt. Der betroffene Mensch kann bei klarem Verstand ohne Zeitperspektive herumirren.

Das Gegenüber erfasst den Zustand des Verlorenseins durch Einfühlung. Dabei sind Wahrnehmungen von Leere und Kälte bedeutsam. Bisweilen macht sich auch eine leise Trauer bemerkbar oder der Faden zur Person geht verloren.

Wer hilfreich für den existenziell verlorenen Menschen sein will, muss sich gerade mit dieser Einfühlung aktiv auf die Suche nach Anknüpfungen machen, die Zeichen der Belebung beim Betroffenen hervorrufen.

Dazu Ausschnitte aus der Reflexion der Autorinnen:

Herr W., 68, verlor seine Frau, die im Alter von 62 Jahren an den Folgen von Bauchspeicheldrüsenkrebs verstarb.

Herr W. ist vor Jahrzehnten zugewandert und war erfolgreich in einem akademischen Beruf tätig, den er auch als Pensionist noch teilweise ausübt. Er lebt allein und regelt sämtliche Belange des Alltags selbst. Trotz regelmäßiger Besuche der erwachsenen Kinder und eines guten gesundheitlichen Allgemeinzustandes wirkt er leblos, und wer auf ihn zugeht, erfährt eine Leere und eine Kälte, die nichts mit seinen Persönlichkeitszügen zu tun haben.

Frau P., 46, lebt seit vielen Jahren kinderlos in fester Partnerschaft mit Herrn B., der an metastasierendem Prostatakrebs erkrankt ist.

D: Mit Frau P., die gestern bei mir war, bin ich im Dilemma. Einerseits bittet sie mich inständig, ihr konkrete Tips und Verhaltensanweisungen für den Umgang mit ihrem Partner zu geben. Andererseits erlebe ich sie wie ein verlorenes Kind, das nur dann eine Daseinsberechtigung hat, wenn es helfen kann. Wenn sie nicht helfen kann oder Zurückweisung erfährt, fällt sie in ein tiefes Loch.

Derzeit macht sie, ausgelöst durch das Verhalten ihres Partners, häufig solche Erfahrungen. Ihr Mann ist seit der Diagnose von Metastasen sehr verschlossen. Sie beschreibt ihn als Schauspieler, der seine Betroffenheit über das Weiterschreiten der Erkrankung versteckt. Er will mit Krankheit nichts zu tun haben und weist Gesprächs- und Hilfsangebote heftig zurück.

B: So wie du das schilderst, ist dieses Verlorensein eine grundlegende versteckte Befindlichkeit, die durch Erfahrungen des Verlassenseins ausgelöst wird, das kleine Verlassensein im Alltag, wenn der Partner nicht mehr so kann wie vorher, und die Drohung des großen Verlassenseins durch seinen möglichen Tod.

In Frau P. steckt ein verlorenes Kind. Wenn so ein Schicksalsschlag kommt, ist es wie eine riesige Bestätigung für dieses Kind. Alle Erfahrungen, die zwischendurch anderes erleben ließen, sind im

Augenblick vergessen. Es wird wieder ganz zu diesem verlorenen Wesen, das fast am Anfang schon da war, nicht ganz am Anfang.

In diesem »fast« steckt möglicherweise ein Hinweis auf korrigierende Erfahrungen und damit mögliche Hilfe. Genauer gesagt ist die Frage, ob es signifikante lebensgeschichtliche Ereignisse gibt, beispielsweise dass Frau P. als Kind einschneidende Veränderungen erlebt hat, die sie nicht verarbeiten konnte. Man müsste herausfinden, ob es äußere oder innere Einbrüche gegeben hat. Wenn es konkrete äußere Erfahrungen sind, kann man die Befindlichkeit des Kindes vorher leichter rekonstruieren und eher an die Ressourcen herankommen. Dann gibt es in dem, was ihr bewusstes Leben ist, Eingänge, Zugänge, Anknüpfungen.

D: Das sehe ich auch so. Für mich ist in dieser Situation das Dilemma, dass es einerseits um Unterstützung in der aktuellen Situation mit dem Partner geht, gleichzeitig aber etwas Lebensgeschichtliches deutlich wird, bei dem sie für sich etwas brauchen würde. Das zu verflechten ist schwierig.

B: Das Dilemma ist tatsächlich groß. Das Einlassen auf die Grundbefindlichkeit des Verlorenseins und deren Bearbeitung erfordern eine vertrauensvolle Beziehung oder Umgebung, in der es möglich ist, die Gegenwart zeitweilig zu vergessen, im Sinne einer benignen Altersregression.

Gleichzeitig ist aus der aktuellen Krankheitssituation heraus für sie als Partnerin erhöhte Wachsamkeit gegeben, die eigentlich kein Auslassen erlaubt. Das macht es schwierig, mit dieser aktualisierten Grundbefindlichkeit des Verlorenseins umzugehen.

In der derzeitigen Situation ist vermutlich den aktuellen Fragen der Vorrang zu geben. Psychotherapeutisch gesehen würde das heißen, sie im Wissen um ihr inneres Verlorensein an die Hand zu nehmen, das verlorene Kind an die Hand zu nehmen.

Dieses Bild fällt mir ein. Das Kind soll auf eine sehr einfache und grundlegende Weise merken: ich bin nicht allein, ich bin nicht verlassen.

Die Geste des An-die Hand-Nehmens ist wahrscheinlich die, die Frau P. jetzt durch die Krise mit dem Partner begleiten kann. Alles andere muss vorläufig hintan stehen.

VERZWEIFLUNG

»Ich weiß nicht mehr weiter, ich kann nicht mehr weiter.«

Nicht immer findet existenzielle Verzweiflung direkte Worte wie diese. Sie äußert sich genauso in Verstummen. Der existenziell Verzweifelte kann keinen klaren Gedanken mehr fassen, sieht unüberwindliche Berge vor sich, fühlt sich abgetrennt und ohne Ausweg. Er leidet fast immer an Schlaf- oder Ruhelosigkeit. Die Wege, die er vor sich sieht, scheinen nicht gangbar oder deren Umstände nicht aushaltbar. Das bisherige gewohnte Leben ist unterbrochen oder gar abgebrochen. Intensive Bilder und Vorstellungen von kommenden unbewältigbaren Ereignissen bedrängen die Seele.

In Gegenwart eines existenziell Verzweifelten erlebt das Gegenüber unterschiedliche Arten von Stress, Anspannung und Aktivitätsdruck. Die Atmosphäre im Raum kann diesen Gefühlszustand wenig transportieren. Viel mehr springt existenzielle Verzweiflung das Gegenüber an.

Atmung und Erdung unterstützen den Helfer, bewusst und bei sich zu bleiben. Hilfreich für den Leidenden ist es, Aufmerksamkeit und Aufnahmebereitschaft in Dasein, Gesten und Worten signalisiert zu bekommen.

Für existenziell Verzweifelte gibt es manchmal Situationen, in denen es wichtig ist, dass eine Bezugsperson aus Einfühlung heraus aktiv strukturiert entsprechende Angebote und Vorschläge macht. Dabei werden neue Wahrnehmungsinhalte entdeckt und vermittelt.

Dieser Prozess verringert die Qual der Betroffenen und ermöglicht konkrete nächste Schritte, die wiederum Beruhigung nach sich ziehen.

Dazu Ausschnitte aus der Reflexion der Autorinnen:

> **Frau E.** und ihr Ehemann, der an Leukämie erkrankt ist, sind beide um die fünfzig und kinderlos.

D: Frau E. ist entsetzt über diesen plötzlich über sie hereinbrechenden Schicksalsschlag. Trotz eines großen Bekanntenkreises sind sie gewohnt, zunächst einmal alles miteinander zu teilen und zu besprechen. Sie haben viele gemeinsame Interessen und Pläne für die Zukunft. Sie steht vor der Frage, wie sie jetzt mit ihrer Trauer und Verzweiflung umgehen soll und gleichzeitig hilfreich für ihren Mann sein kann.

B: Sie kann ihre Verzweiflung über die Krankheit und ihre Trauer dem Mann gegenüber ausdrücken, aber er darf nicht der einzig Vertraute sein, wenn sie ihm helfen will. Das schafft er nicht auch noch. Es ist gut, wenn sie noch jemand anderen hat, bei dem sie ihre Trauer und ihre Verzweiflung ausdrücken kann – ohne ihn.

Wenn sie den Mann grundsätzlich mit ihren Zuständen verschont, entfremden sie sich. Er darf schon wissen, dass sie traurig und verzweifelt ist. Aber wenn er der einzig Vertraute für diese Trauer und Verzweiflung ist, wird das zur Überforderung für beide. Er ist ja – ungewollt – auch eine Ursache der Verhältnisse. Und wenn er jetzt allein ihre volle Reaktion abkriegt, das packt er nicht, und das packt auch sie nicht. Das wäre eine Überforderung der Beziehung.

> **Frau L., 34,** leidet an Brustkrebs mit Leber- und Knochenmetastasen.

D. besucht Frau L. wenige Tage nach einer chemotherapeutischen Behandlung. Die Betroffene äußert sich wie folgt: »Ich bin verzweifelt, in mir ist es dunkel, ich habe keine Kraft mehr. Ich weiß nicht mehr weiter. Ich erbreche jeden Bissen und jeden Schluck. Das Wetter ist trostlos, es regnet in Strömen. Der Blumenstock, den ich mir als Zeichen des Frühlings gekauft habe, ist im Regenwetter ertrunken. Wenn es doch nur Frühling wäre!«

D. fragt nach bei Frau L., was denn für sie ein Symbol des Frühlings sein könnte. Die Antwort lautet: »Etwas Blühendes, das ich sehen kann.« D. hakt nach, ob es denn wohl täte, wenn sie Blumen besorgen und vor Frau L. hinstellen würde, sodass sie sie sehen kann. Die Patientin bejaht.

D. kauft großzügig ein und füllt den Tisch mit frischen verschiedenfarbigen Blüten. Frau L. ist angerührt, dass jemand die Erfüllung ihres Herzenswunsches aktiv ermöglicht hat:

»Jetzt ist der ganze Tag anders.«

HINTERGRUNDKONZEPTE

ANTHROPOLOGISCHE UND THERAPEUTISCHE GRUNDPOSITIONEN

Der MENSCH ist ein KÖRPER-, SEELE-, GEIST-WESEN (= Leib – Subjekt) im SOZIALEN und ÖKOLOGISCHEN KONTEXT UND KONTINUUM (= Lebenswelt)

BEREICHE	INSTRUMENTE	ZIELE
Körpertherapie	Integrative Bewegungs- u. Tanztherapie, thymoprakti- sche Leib- und Atemtherapie, Expression Corporelle, Diäthetik	Integrierte Leiblichkeit Gewinn von Mitte, Gesundheit, Sensi- bilität, Spannkraft, Anmut, Kongruenz innerer und äußerer Haltung - body awareness
Psychotherapie	Aktive Analyse, narrative Praxis, Gestalttherapie, Psychodrama, intermediale Kunstpsychothe- rapie	Integrierte Emotionalität Gewinn an Selbstregulation, Selbstver- wirklichung, Spontaneität, Kreativität, Empathie, emotionale Flexibilität u. Diffe- renziertheit - complex awareness & cons- ciousness
Nootherapie	Meditative Wege der Besin- nung, Betrachtung, Versenkung, dialogisches Sinngespräch, kreative Medien	Integrierte Existenz Gewinn von Positionen zu den Fragen nach Lebenssinn u. -zielen, nach Werten, der Liebe, dem Tode, der Transzendenz - ontological awareness & consciousness
Soziotherapie	Netzwerktherapie, Soziodrama, Familientherapie, Selbsthilfe- gruppen, Wohngemeinschaften, Projektarbeiten	Integrierte soziale Bezüge Gewinn von tragfähigen sozialen Netz- werken, Freundschaften, Familien, von vielfältigen »social worlds«, Reduktion von Entfremdung - social awareness & consciousness
Ökotherapie	Intervention auf der Mikro-, Meso-, Makro- u. Supraebene, environmental modelling, Pro- jektarbeit	Integrierte ökologische Bezüge Bewahrung und Gestaltung des Wohn- und Lebensraumes - ecological aware- ness & consciousness

aus: Petzold, Hilarion G., Integrative Bewegungs- und Leibtherapie, Paderborn: Junfermann, 1988, 188

ATMOSPHÄREN sind nach dem Leibphilosophen Hermann
Schmitz »ergreifende Gefühlsmächte« (Petzold 1993, Seite 139), die
von Lebewesen, Gegenständen oder Umgebungen gleichermaßen
ausgehen und vom Menschen unmittelbar und ganzheitlich erfasst
werden können. Auch umgekehrt kann das Individuum als Ganzes
von einer Atmosphäre ergriffen werden. Manchmal ist es möglich,
diesem »Ergriffensein« einen eigenen Affekt entgegenzusetzen und
sich damit dem »Griff« zu entziehen. In der psychotherapeutischen
Arbeit stellt das bewusste Wahrnehmen von und Umgehen mit Atmosphären ein wichtiges Diagnosemittel dar. In einer mitgebrachten
Atmosphäre ist wesentliche und vielfältige Information über die persönliche Verfassung, die Biographie, die Identität sowie über weitere
Zusammenhänge, auch kollektiver Art, enthalten.

Literatur:
Petzold, Hilarion G., Integrative Therapie, Paderborn: Junfermann,
1993, 139
Osten, Peter, Die Anamnese in der Psychotherapie, München, 1995,
64 - 65 (Atmosphäre)

DELEGATION — ein von H. Stierlin (1974) beschriebener Bezieh-
ungs- und Transaktionsmodus.
*Die unter Delegation zu verstehenden zwischenmenschlichen
Prozesse verweisen auf die doppelte Bedeutung des lateinischen
Verbums delegare, nämlich »hinaussenden« und »mit einer Mission,
einem Auftrag betrauen«. Das heißt, der Delegierte, typischerweise
ein Jugendlicher, wird hinausgesandt, aber gleichzeitig an der langen Leine der Loyalität gehalten. Er beweist seine Loyalität dadurch,*

daß er seine Aufträge gewissenhaft erfüllt. Somit wird Auftragserfüllung zur Quelle seines Selbstwertes.

aus: Simon, Fritz B. und Stierlin, Helm, Die Sprache der Familientherapie: ein Vokabular, Stuttgart: Klett-Cotta, 1993, 58

GEGENÜBERTRAGUNG wird im Beziehungsalltag meist nicht bewusst wahrgenommen, ist aber in der psychotherapeutischen Arbeit ein wichtiges und bewusst gehandhabtes Instrument. Alles, was mich von meinem Gegenüber »anweht«, als sei es mein Eigenes – bewusst wahrgenommen weiß ich, es ist nicht mein Eigenes – dient als Informationsquelle und Ausgangspunkt für therapeutische Interventionen. Zum Beispiel fühle und nehme ich wahr, wie mein Gegenüber (Empathie, konkordante Gegenübertragung) oder ich fühle und nehme wahr, wie eine Bezugsperson meines Gegenübers (komplementäre Gegenübertragung) oder ich fühle und nehme wahr, als sei ich das Gegenüber und würde als solches von einer Bezugsperson wahrgenommen und behandelt (reziproke Gegenübertragung).

Literatur:
Rahm, D. und Otte, H., Bosse, S., Ruhe-Hollenbach, H., Paderborn: Junfermann, 1993, 361 - 363 (Gegenübertragung)

GEWISSEN systemisch gesehen
Nach Bert Hellinger ist das Gewissen zunächst ein soziales Organ, das die Zusammengehörigkeit eines Systems regelt. Es wacht über Ausschluss von und Zugehörigkeit zu einer Bezugsgruppe. Weicht ein Mensch von den Gruppenregeln ab, so bekommt er »ein schlechtes Gewissen«. Dieses kann ihn einerseits vor leichtfertigem Zerstören tragender Zusammenhänge bewahren, andererseits notwendige Schritte in Richtung Individuation erschweren. Weiters ist

mit einer »gesammelten Mitte« (Hellinger, 2000) des Menschen ein wesentlich tieferer Bezugspunkt gegeben, der die oberflächliche Einteilung zwischen »gut und schlecht« überschreiten und aufheben kann und so eine umfassende Zugehörigkeit zu einem größeren Ganzen stiftet.

Literatur:

Weber, Gunthard (Hrsg.), Zweierlei Glück, Heidelberg: Carl-Auer-Systeme, 1993, 36 - 48 (Das Gewissen als innerer Gleichgewichtssinn in Beziehungen)

Hellinger, Bert, Zu den tiefen Bewegungen der Seele, Teil I, präsentiert von Hohnen, H. und Th. Münzer und G. Weber, Berlin: Video Productions, 2001

Schäfer, Thomas, Was die Seele krank macht und was sie heilt, München, 1998, 65 - 73 (Gewissen)

IDENTITÄT meint hier das Unverwechselbare des Individuums. Laut Integrativer Therapie ist die Identität eines Menschen ihrer Natur nach doppelgesichtig, d. h. sie entsteht und wird erhalten in einem ständigen Austausch-, Angleichungs- und Absetzungsprozess zwischen dem, wie das betreffende Individuum sich selbst wahrnimmt und zwischen dem, wie es vom relevanten Umfeld wahrgenommen und definiert wird.

Entwicklungspsychologisch beginnt die Identitätsentwicklung mit dem Erkannt- und Beim-Namen-genannt-Werden durch die ersten Bezugspersonen. Sie gipfelt darin, dass das Individuum vom relevanten Umfeld und von sich selbst »identisch« als dieses unverwechselbare Wesen erkannt und benannt wird. Längerfristiges oder in anderer Hinsicht gravierendes Auseinanderklaffen der Identitätsdefinitionen von Individuum und relevanter Umgebung führt zu einer Bedrohung der Identität.

Nach Petzold ruht die Identität des abendländischen Menschen auf fünf Säulen:

> Leib
>
> soziales Gefüge
>
> Arbeit und Leistung
>
> materielle und ökologische Werte
>
> ideelle Werte

Bei schweren Krisen (z. B. Krebserkrankung) sind meistens mehrere Säulen (Identitätsbereiche) betroffen.

Literatur:

Petzold, Hilarion G., Integrative Therapie, Paderborn:Junfermann, 1993, 528 - 536 (Persönlichkeitstheorie)

Petzold, Hilarion G., Integrative Therapie - der Gestaltansatz in der Begleitung und psychotherapeutischen Betreuung sterbender Menschen, IN: Rösing, Ina und Hilarion G. Petzold (Hrsg.), Die Begleitung Sterbender, Paderborn: Junfermann, 1984, 437 - 441 (Persönlichkeitstheorie, Säulen der Identität)

Ladenhauf, Karl Heinz, Integratie Therapie und Gestalttherapie in der Seelsorge, Paderborn: Junfermann, 1988, 109 - 114 (Restitution, Stabilisierung und Förderung von Identität, Identitätssäulen)

INNERER ORT DER SICHERHEIT

In der Kinderpsychotherapie sowie in der Traumatherapie ist das Konzept des inneren Ortes der Sicherheit oder »safe place« eine wichtige Ressource. Dem Entdecken oder Aufbauen dieses Raumes wird gerade in der Anfangsphase der psychotherapeutischen Arbeit größte Aufmerksamkeit gewidmet, damit er im weiteren Verlauf und in Krisensituationen als verlässliche Ressource für den betroffenen Menschen zur Verfügung steht.

Literatur:

Katz-Bernstein, Nitza, Das Konzept des »Safe Place« – ein Beitrag zur Praxeologie Integrativer Kinderpsychotherapie in: Metzmacher, Bruno, Petzold, H., Zaepfel, H. (Hrsg.), Praxis der Integrativen Kindertherapie, Paderborn: Junfermann, 1996
Reddemann, Luise und Sachse, Ulrich, Traumazentrierte Psychotherapie, Teil 1 und 2, PTT III/97 und II/98, Stuttgart: Schattauer

INTERSUBJEKTIVITÄT

Laut Menschenbild der Integrativen Therapie ist der Mensch seiner Natur nach ein auf andere bezogenes Wesen. Intersubjektivität beschreibt das wechselseitige Bezogen-SEIN von einzelnen Menschen. Aufeinander Bezogen-SEIN unterscheidet sich in seiner Eigenart wesentlich vom »einander Haben« in einer Beziehung oder »etwas mit dem anderen Machen«. Die therapeutische Grundhaltung, vom Seinsbezug auszugehen, auch wenn das Gegenüber dies zum gegenwärtigen Zeitpunkt (noch) nicht erwidern kann, bezeichnet man als »unterstellte Intersubjektivität«.

Literatur:

Petzold, Hilarion G., Integrative Therapie, Paderborn: Junfermann 1993, 58 - 61 (Intersubjektivität, Beziehungsmodalitäten Sein – Haben – Machen)
Petzold, Hilarion G., Integrative Bewegungs- und Leibtherapie, Paderborn: Junfermann 1988, 326 - 329 (unterstellte Intersubjektivität)

LEIBLICHKEIT

Bewusst verwenden wir den umfassenderen Begriff »Leib« in Abhebung vom Begriff »Körper«. Das Wort »Leib« umschreibt im Gegensatz zum Wort »Körper« die beseelte Natur des Menschen.

»Vom Leib sprechen wir bei einem Organismus, der sich selbst erlebt und seine Erlebnisse speichern kann, der also ein Bild, eine innere Repräsentation hat von sich selbst und seiner Welt. Ein Leib ist daher ein wahrnehmender und sich gewahrseiender, sich erinnernder Organismus. Der Prozess, in dem der Organismus sich »sich selbst aneignet«, ein Leib-Selbst entwickelt, beginnt bereits im Mutterleib.« (Rahm et al., 1993, 77)

Literatur:
Rahm, D., Otte, H., Bosse, S., Ruhe-Hollenbach, H., Einführung in die Integrative Therapie, Paderborn: Junfermann, 1993, 74 - 78 (Leiblichkeit)
Petzold, Hilarion, G., Integrative Bewegungs- und Leibtherapie, Paderborn: Junfermann, 1988, 33 - 37 (Leibkonzept der Integrativen Bewegungstherapie)

SCHLUSSWORT

Liebe Leserin, lieber Leser,

das, was Sie in diesem Buch gelesen haben, mag unterschiedlich auf Sie wirken und Sie weiter beschäftigen. Wir freuen uns, dass Sie sich gemeinsam mit uns auf zutiefst menschliche Erfahrungen einlassen und diese mit uns teilen.

Die Begegnung mit Menschen in konkreten Leidenssituationen, der wir in diesem Buch Ausdruck geben, hat uns in Dimensionen von Menschsein geführt, die eine grundsätzliche Verbundenheit in uns allen erfahrbar werden lässt. Dies hat uns berührt und jene Qualitäten ahnen lassen, die menschliches Leiden wesentlich zu beantworten vermögen.

Denn existenzielle Leidenszustände bedürfen existenzieller Antworten.

Mögen Sie je nach Betroffenheit in Ihrer persönlichen Situation des Leidens das

ERKANNTwerden
GETRAGENwerden
GEHALTEN- und
GETRÖSTETsein

erfahren.

Dietlinde Baldauf und Dr. Birgit Waldenberger